U0397634

正常压力脑积水
病因·诊断·治疗

Normal Pressure Hydrocephalus
Pathophysiology · Diagnosis · Treatment

主　编　Michael J. Fritsch

　　　　Uwe Kehler

　　　　Ullrich Meier

主　译　王新生

副主译　桂松柏　曹　磊　刘云会

上海科学技术出版社

图书在版编目（CIP）数据

正常压力脑积水：病因·诊断·治疗 /（德）弗里奇（Fritsch，
M. J.），（德）凯勒（Kehler，U.），（德）梅尔（Meier，U.）
主编；王新生主译 . —上海：上海科学技术出版社，2015.9
ISBN 978-7-5478-2701-7

Ⅰ. ①正…　Ⅱ. ①弗…②凯…③梅…④王…　Ⅲ. ①脑积水 –
诊疗　Ⅳ. ① R742.7

中国版本图书馆 CIP 数据核字（2015）第 140997 号

正常压力脑积水　病因·诊断·治疗

主　编　Michael J. Fritsch　Uwe Kehler　Ullrich Meier
主　译　王新生
副主译　桂松柏　曹　磊　刘云会

Copyright © of the original English edition 2014 by Georg Thieme Verlag KG, Stuttgart,Germany.
Original title:
Normal Pressure Hydrocephalus by Michael J. Fritsch / Uwe Kehler / Ullrich Meier

上海世纪出版股份有限公司
上 海 科 学 技 术 出 版 社　出版
（上海钦州南路 71 号　邮政编码 200235）
上海世纪出版股份有限公司发行中心发行
200001　上海福建中路 193 号　www.ewen.co
浙江新华印刷技术有限公司印刷
开本 787×1092　1/16　印张 12　插页 4
字数 230 千字
2015 年 9 月第 1 版　2015 年 9 月第 1 次印刷
ISBN 978-7-5478-2701-7/R · 939
定价：108.00 元

内容提要

　　正常压力脑积水多数发生于颅脑外伤、脑出血、颅脑手术后，发病率很高。本书为国内外唯一一部针对该疾病的专著，内容全面、翔实，包括与正常压力脑积水诊疗相关的历史、流行病学、病因学、临床特征、诊断和鉴别诊断、先进分流设备科学原理、技术参数的介绍及作者的操作体会，还包括正常压力脑积水神经内镜治疗的适应证和操作方法，以及各种并发症的介绍、预后评估因素的详细分析和未来治疗趋势的展望。

　　本书的出版，可以提高更多神经外科医师、研究生、实习医师对该疾病的认识以及诊断、治疗水平，从而使更多患者受益。

译者名单

主　译　王新生

副主译　桂松柏　曹　磊　刘云会

参译者　（按姓氏笔画排序）

　　　　王新生　首都医科大学附属北京天坛医院神经外科

　　　　刘云会　中国医科大学附属盛京医院

　　　　李储忠　北京市神经外科研究所

　　　　李德岭　首都医科大学附属北京天坛医院神经外科

　　　　张　伟　首都医科大学附属北京天坛医院神经外科

　　　　桂松柏　首都医科大学附属北京天坛医院神经外科

　　　　曹　磊　首都医科大学附属北京天坛医院神经外科

主译简介

王新生，1960 年出生。1984 年毕业于北京医科大学，同年进入首都医科大学北京天坛医院神经外科工作至今，目前为天坛医院神经外科神经内镜专业组主任。从事神经外科临床工作 30 余年，有着丰富的临床经验，尤其在脑积水及神经内镜治疗脑室内疾病领域具有国内外领先水平。

作者名单

主编

Michael J. Fritsch, MD, PhD
Chairman
Department of Neurosurgery
Dietrich-Bonhoeffer-Klinikum
Neubrandenburg, Germany

Uwe Kehler, MD, PhD
Professor and Chairman
Department of Neurosurgery
Asklepios Klinik Altona
Hamburg, Germany

Ullrich Meier, MD, PhD
Professor and Chairman
Department of Neurosurgery
Unfallkrankenhaus Berlin
Berlin, Germany

编者

Michael J. Fritsch, MD, PhD
Chairman
Department of Neurosurgery
Dietrich-Bonhoeffer-Klinikum
Neubrandenburg, Germany

Johannes Lemcke, MD
Senior Neurosurgeon
Department of Neurosurgery
Unfallkrankenhaus Berlin
Berlin, Germany

Christoph Miethke, MEng
President and Director of Research and
Development
Christoph Miethke GmbH & Co.KG
Potsdam, Germany

Uwe Kehler, MD, PhD
Professor and Chairman
Department of Neurosurgery
Asklepios Klinik Altona
Hamburg, Germany

Ullrich Meier, MD, PhD
Professor and Chairman
Department of Neurosurgery
Unfallkrankenhaus Berlin
Berlin, Germany

中文版前言

脑积水是发病率很高、治疗方法最复杂的疾病之一，各种类型脑积水的诊断和治疗都需要慎之又慎。

正常压力脑积水（NPH）多数发生于颅脑外伤、脑出血、颅脑手术后，发病率很高，大多数 NPH 患者为老年患者。随着中国逐渐进入老龄化社会、国内经济水平的不断提高，NPH 的发病率逐年增高，已经成为威胁老年人健康的重要疾病之一。有效提高 NPH 的治疗效果，改善这些患者的生活质量，将会造福千万家庭。

在实际工作中，由于诊断、治疗涉及的领域很广，而且许多神经外科医师对该疾病的认识有限，目前国内的临床现状是很多医院对该疾病的诊断、治疗方法不规范，经常误诊误治。

首先，由于对该病的认识不足，误诊率很高，所以诊断明确、得到及时治疗的病例较少。从另一个方面来讲，许多并非 NPH 的病例反而被误诊为该病，从而进行了不正确的治疗或过度医疗，增加了患者的痛苦和负担。其次，对于诊断为 NPH 的病例，很多神经外科医师在评估手术适应证和选择治疗方案上存在错误和不规范。本书为国内外唯一一部针对 NPH 的专著，内容全面、翔实，具有以下特点。

（1）本书内容涉及 NPH 病因学、流行病学、疾病特点、各种详细的诊断方法及分析全面的治疗方法，读者通过阅读该专著，可以全面了解 NPH 这一疾病，并结合自己的临床工作，规范对该疾病的诊断、治疗。

（2）本书填补了国内没有 NPH 方面书籍的空白。书中的某些内容，如该疾病的病因学和流行病学研究等，更是弥补了目前国际上该领域知识的匮乏。

（3）本书从设备和技术两个角度详细阐述了 NPH 的治疗理念和机制，可以使读者对治疗的理解更深刻，是本书的亮点之一。

（4）中华医学会、中华医师协会近两年来均倡议医疗规范化服务，而本书作为该领域唯一的专著，对于规范 NPH 治疗的作用显而易见。

综上所述，本书的出版将会显著提高相关医师对 NPH 的认识以及诊断、治疗水平，从而可以使更多的患者受益。

王新生　桂松柏

2015 年 4 月

英文版前言

本书编写的由来和过程

追溯本书编写的由来，最早起源于作者举办的一门关于正常压力脑积水（NPH）诊断和治疗的培训课程。

准备该课程的第一次会议是在 2008 年。当时，我们发现神经外科学术界对于特发性 NPH 的临床认识还不明确，由此促使我们产生改变这一现象的最初想法。

最开始是有疑虑的。现在绝大多数神经外科的培训课程都是强调关于实际临床经验方面的学习，问题是，有谁会对 NPH 这个疾病以及如何放置分流管感兴趣？这样一个培训是否会有足够的参与者？

经过适当准备，第一次培训班于 2009 年开始。培训班报名参加人数很多，而且无论是培训内容还是组织过程都很好。2010 年再次举办。然后从 2011 年开始，每年于德国柏林举办两次，学员来自欧洲和美国。在泰国曼谷也举办过，学员来自亚太地区。这些培训班报名都相当踊跃。参加者对培训课程充满兴趣，而且讨论热烈。

随着这些培训班的成功举办，有一个想法油然而生：对于 NPH 的诊断、治疗及回顾和研究，有哪些相关领域的知识可以进行系统总结。为此，我们决定撰写一部针对 NPH 的专著，总结与该疾病相关领域的知识，包括科学研究、临床经验及最新的技术进展。我们的愿望在 Thieme 出版社的大力支持和协助下得以实现，就是您手中正在阅读的这本书。

是什么使得所有作者合作完成本书

　　所有作者能够合作完成本书的原因在于他们对脑积水（特别是 NPH）的临床和科研都有着特别的兴趣。我们总结了该领域相关的各种知识，有的是关于相关设备的科技进展，有的是实际的临床经验。这种积极合作持续了很多年。治疗设备的开发人员与使用这些设备治疗患者的医师进行近距离讨论，可以更好地提高 NPH 的治疗效果，也是促进我们合作的重要动力。

　　总体来说，我们编写本书的目的，是为了总结我们团队的经验和研究成果，以期望我们的合作更加紧密，取得更多进步。欢迎读者对本书指正、提出意见和评论，我们的团队会继续合作、努力提高。

Michael J. Fritsch

Uwe Kehler

Johannes Lemcke

Christoph Miethke

Ullrich Meier

目　录

第 1 章

引 言

Introduction

Michael J. Fritsch

王新生　桂松柏 译

为什么要书写这部关于 NPH 的专著

正常压力脑积水（normal pressure hydrocephalus，NPH）的特征为扩大的脑室和 Hakim 三联征 [1, 2]。Hakim 三联征是以 Salomón Hakim 的名字命名的。Salomón Hakim 于 1957 年在他的学位论文中首次描述该三联征（步态不稳、进行性痴呆、尿失禁）[3, 4]。

另外，NPH 的症状还有头痛和平衡失调。可以通过腰穿或腰穿置管外引流脑脊液短暂改善上述 NPH 的症状，也可以通过分流手术长期改善上述症状。

NPH 可以划分为以下两种类型：原发性（特发性）NPH 以及继发性 NPH。继发性 NPH 是指有明确原因的正常压力脑积水。导致继发性 NPH 的最常见原因为：①蛛网膜下腔出血、脑内或脑室内出血。②重型颅脑损伤。③脑膜炎。④脑室炎。

原发性（特发性）NPH 则是一种老年疾病，常见发病年龄为 65~70 岁。从目前已知理论水平分析，继发性 NPH 发病原因不明。在本书第 5 章，将重点叙述原发性（特发性）NPH 的发病机制以及病理生理方面的相关研究进展。

为什么要书写这部关于 NPH 的专著

为何书写一部关于 NPH 的专著，原因有如下几条：NPH 的明确诊断极其复杂；痴呆老年患者的日常管理比较困难；另外，除了放置分流装置以外，还有很多值得研究的外科治疗方法。

首先，提高 NPH 的早期诊断率。NPH 的早期诊断和明确诊断仍然具有较大的难度。估计约有 80% 的 NPH 患者没有被医师诊断、发现。一个关键的原因在于很难将原发性（特发性）NPH 和其他一些导致进行性痴呆的神经退行性疾病 [例如阿尔茨海默病（老年痴呆症）、帕金森病、血管性痴呆、腰椎管狭窄] 进行鉴别诊断 [5, 6]。此时，最重要的一点是时刻牢记对于具有 Hakim 三联征的患者要考虑到有 NPH 的可能性 [7, 8]。在本书中，我们将和读者分享关于 NPH 临床表现、临床诊断以及治疗方法等方面的经验和理论。

其次，需要明确诊断和治疗的 NPH 患者数量不断上升，需要治疗以及治疗后长期随访的 NPH 患者数量也随之上升，神经外科医师、神经内科医师以及相关工作人员在未来几年内的工作量会相应明显增加。本书会成为他们的重要参考工具。

第三，目前，关于脑积水（特别是 NPH）的真正病因和发病机制，我们知之甚少。所以，基础研究工作（例如如何寻找神经退行性疾病的神经标志物）非常重要；如何更准确预测分流手术效果（依据影像分析或者临床检测）非常重要；评价不同治疗方法治疗的有效率和治疗效果的临床研究非常重要；最后，对于上述主题的科学讨论也十分重要 [9]。

通过本书，我们相信能够在脑积水（特别是 NPH）的理论方面和临床治疗领域作出贡献。

同时，有效提高 NPH 的治疗效果不但

能够改善这些患者的生活质量，也会造福这些患者的家庭[10]。大多数 NPH 患者年龄大于 65 岁；这些患者步态不稳、定向力障碍、短期记忆力下降以及尿失禁等症状的改善会明显提高他们的生活质量。遗憾的是，这些症状改善通常只能维持 3~5 年。

对于 NPH 患者，放置分流管，如同脑深部电刺激手术，是少数能够恢复神经功能的外科操作之一。虽然手术不可能没有任何风险，但是分流手术的并发症发生率还是比较低的。如果诊断正确，NPH 手术治疗的风险利益比支持进行手术治疗。

参考文献

[1] Adams RD, Fisher CM, Hakim S, Ojemann RG, Sweet WH. Symptomatic occult hydrocephalus with "normal" cerebrospinal fluid pressure:a treatable syndrome. N Engl J Med 1965; 273: 117–126

[2] Hakim S, Adams RD. The special clinical problem of symptomatic hydrocephalus with normal cerebrospinal fluid pressure. Observations on cerebrospinal fluid hydrodynamics. J Neurol Sci 1965; 2: 307–327

[3] Hakim CA, Hakim R, Hakim S. Normalpressure hydrocephalus. Neurosurg Clin N Am 2001; 12: 761–773

[4] Wallenstein MB, McKhann GM. Salomón Hakim and the discovery of normal pressure hydrocephalus. Neurosurgery 2010; 67: 155–159, discussion 159

[5] Tisell M, Höglund M, Wikkelsø C. National and regional incidence of surgery for adult hydrocephalus in Sweden. Acta Neurol Scand 2005; 112: 72–75

[6] Kiefer M, Unterberg A. The differential diagnosis and treatment of normal pressure hydrocephalus. Dtsch Arztebl Int 2012; 109: 15–25,quiz 26

[7] Conn HO. Normal pressure hydrocephalus: a case report by a physician who is the patient. Clin Med 2007; 7: 296–299

[8] Conn HO, Lobo FM. What do physicians know about normal pressure hydrocephalus and when did they know it? A survey of 284 physicians.Yale J Biol Med 2008; 81: 19–29

[9] Aschoff A, Kremer P, Hashemi B, Kunze S. The scientific history of hydrocephalus and its treatment. Neurosurg Rev 1999; 22: 67–93,discussion 94–95

[10] Hebb AO, Cusimano MD. Idiopathic normal pressure hydrocephalus:a systematic review of diagnosis and outcome. Neurosurgery 2001; 49: 1166–1184, discussion 1184–1186

第 2 章

特发性正常压力脑积水的
流行病学概况

Epidemiology of Idiopathic Normal Pressure Hydrocephalus

Michael J. Fritsch
曹 磊 译

流行病学资料

讨论

小结

一、流行病学资料

（一）Trenkwalder 等的研究（1995 年）

1995 年，Trenkwalder 等主持了首个也是后人引用最多的一项流行病学调查研究，主要调查了老年人群中不同类型帕金森病的患病率[1]。研究人员选择在巴伐利亚（Bavarian）的两个村庄进行上门调查研究，共纳入了 982 名年龄大于 65 岁的村民。所有参加者先接受一项问卷调查和运动功能检测，对于筛选出疑似帕金森病的村民，进行头颅 CT 扫描，并由 1 名神经病学专家再次评估。该项研究发现帕金森病的患病率为 0.71%，而该项研究的另一个意外研究成果是发现该人群正常压力脑积水（NPH）的患病率为 0.41%（4/982），但研究没有对这部分人群进行进一步的检查和治疗。

该项研究是在 18 年前进行的。随着 MRI 越来越多的应用于 NPH 的诊断，且该疾病在德国人群中的年龄分布也有所改变，如果今天重复上述流行病学调查，所得出 NPH 的患病率可能会更高。

（二）Tisell 等的研究（2005 年）

Tisell 等调查发现，1996 年到 1998 年在瑞典接受手术的成人脑积水的年发病率为 3.4/10 万[2]。其中 NPH 是最常见的脑积水手术指征（47%），其年发病率为 1.598（47%×3.4）/10 万。

（三）Marmarou 等的研究（2007 年）

为了评估特发性 NPH 的患病率，Marmarou 等调查了 2 家敬老院和 2 家持久护理机构的入住患者[3]。排除年龄大于 85 岁的患者以后，该研究共有 147 名患者入组。总的来说，14.7% 的患者表现为行走不稳和尿失禁症状，9.4% 的患者表现为行走不稳和痴呆症状，只有 7.5% 的患者（11 名）表现为完整的 Hakim 三联征，即行走不稳、痴呆和尿失禁。Marmarou 分别以行走不稳合并痴呆、行走不稳合并尿失禁、行走不稳合并尿失禁和痴呆等不同组合为特发性 NPH 诊断标准时，该疾病的患病率从 9% 到 14% 不等。

但该研究的不足在于这 147 名脑积水患者中，只有 5 名患者接受了 MRI 或者 CT 检查。作者认为，只有如此少的有症状患者接受进一步的影像评估，说明特发性 NPH 的临床症状常常被大家忽视。

因此，该研究的不足还在于绝大多数的患者未接受影像学检查和进一步的临床评估。而且在这 17 名按照标准的特发性 NPH 的诊断和治疗流程进行的患者中，只有 11 名患者接受了分流手术。

（四）Hiraoka 等的研究（2008 年）

Hiraoka 等调查研究了日本一个老年社区中特发性 NPH 的患病率[4]。他们邀请了 2053 名年龄 ≥ 65 岁的居民参与完成健康调查问卷。然后，该研究随机选取 240 名受试者行 MRI 检查，最终只有 200 名受试者接受了 MRI 检查，其余的 40 名受试者或因患有疾病，或因无法移动，或因其他问题未能接受 MRI 检查。该研究将脑室扩大的标准定义为 Evans 指数 ≥ 0.3，同时大脑凸面和中线部位蛛网膜下腔间隙变窄。在所有行 MRI 检查的受试者人群中筛查具有特发性 NPH 的临床症状和体征的患者。最终共有 170 名受试者接受了上述评估。结果发现 5 位受试者（2.9%）的脑室扩大和认知功能下降（5/5），其中 1 位受试者合并行走不稳（1/5），1 位受试者合并尿失禁（1/5）。统计结果表明，在年龄 ≥ 65 岁的人群中特发性 NPH 的患病率为 2.9%。

当然，该研究也有一些局限性。首先，研究中有 40 位受试者未能接受 MRI 检查，他们大多数年龄在 80 岁以上，或者身体健康状况差。而这 40 名受试者罹患特发性 NPH 可能性更高。第二，研究中所有受试者均未做脑脊液释放试验、腰大池引流试验或者脑脊液分流手术，因此，所有的特发性 NPH 诊断均未得到临床试验证实。第三，研究中 5 位特发性 NPH 患者的临床症状均不典型，以痴呆为主要表现，其中只有 1 位合并行走不稳，1 位合并尿失禁。行走不稳应该是多数患者应有的临床症状。

（五）Brean、Eide 的研究（2008 年）

2008 年，Brean 和 Eide 在挪威调查研究了该国特发性 NPH 的患病率[5]。研究人员在一个拥有 22 万居民的地区公共卫生机构收集当地特发性 NPH 的疑似病例，为期 12 个月。选取该地区的原因是该地区仅此一家医院的神经内科和神经外科可为当地居民提供相关服务。在这 12

个月里，研究者共发现 86 名 NPH 疑似病例，经过影像学和临床评估后，最终共有 48 名患者确诊 NPH。

根据这些数据，研究者推测挪威人口中特发性 NPH 的最低患病率为 21.9/10 万。其年发病率为 5.5/10 万。研究者认为这些数据均可能代表该疾病最低的估计患病水平。

和 Tisell 等的研究一样，该研究只进一步评估了疑似病例[2]，对于大部分居民均未系统评估，同时也可能遗漏了那些前往其他地区就诊的本地 NPH 患者。

（六）Brean 等的研究（2009 年）

2009 年，Brean 等发表了一篇回顾性研究报道。挪威全国仅有 5 家神经外科中心。他们回顾了 2002 年到 2006 年其中 1 家神经外科中心诊断为特发性 NPH 的患者临床资料[6]。

在该中心，5 年内共有 252 名特发性 NPH 患者接受手术治疗，计算得出其年发病率是 1.09/10 万。该结果还需综合考虑前文估计的年发病率 5.5/10 万的研究成果。

NPH 的年发病率从 0.84/10 万到 1.7/10 万不等。发病率高低与年龄相关，70~79 岁年龄组人群中最高，与地域、性别和年龄无关。

与 2008 年估计的年发病率相比，该研究结果表明只有极少数特发性 NPH 患者得到了诊治。据此推测，仅有 20% 左右的特发性 NPH 患者最终接受了手术治疗。

（七）Tanaka 等的研究（2009 年）

Tanaka 等通过随机抽样的方法研究了（疑似）特发性 NPH 的患病率[7]。在日本 Tajiri 地区有 1654 名年龄大于 65 岁的老年人口，研究人员随机选取了 567 名居民，其中有 497 名接受了 MRI 检查。他们将 NPH 的筛选标准定义为脑室扩大（Evans 指数 ≥ 0.3）、临床表现中至少表现为 Hakim 三联征中的一项，且无其他明确脑积水的病因。经筛查，只有 7 名受试者满足上述条件。所有患者均未表现出 Hakim 三联征所有症状，3 名患者表现为三联征中的两种症状。总体来说，认知功能损害是最常见的临床表现（n=6），其次是行走不稳（n=3），没有一位患者表现为尿失禁症状。

（疑似）特发性 NPH 的总体患病率为 1.4%。同样的，和 Hiraoka 的研究相似，该研究的特发性 NPH 患者的症状并不典型。绝大多数患者都应当有行走不稳的表现。这可能和日本医学界在特发性 NPH 的症状学表现方面，其观点和欧洲医学界的观点不同所致，这也需要进一步探讨。

本研究的另外一个局限性在于，随机选取的 567 名受试者中有 70 名受试者未参与 MRI 评估。这部分年龄更大、不能活动的受试者参与统计后可使患病率升高，也可能因进一步的临床检查、治疗使得整体患病率下降（因为并不是所有的疑似患者均有阳性检查表现或者治疗有效）。如果不考虑上述局限性，该研究是目前设计实施最佳的研究之一。

（八）Iseki 等的研究（2009 年）

2009 年，Iseki 等评估了整个人群中处于临床发病期和发病前期特发性 NPH 的患病情况[8]。受试对象为两个社区中所有年龄为 61 岁或者 70~72 岁的老人（共 1142 人），进行 MRI 检查，最终 790 名（69.2%）受试者参与了该研究。结果发现 12 名受试者（1.52%）

头颅 MRI 结果表现出特发性 NPH 的典型特征，如 Evans 指数 ≥ 0.3、大脑凸面皮层处蛛网膜下腔和脑沟间隙均变窄。这 12 名特发性 NPH 疑似患者中，8 名无阳性临床症状，4 名有行走不稳和 / 或痴呆症状。计算得出特发性 NPH 在日本老年人人群（年龄大于 61 岁）中的患病率为 0.51%（4/790）。

（九）Klassen、Ahlskog 等的研究（2011 年）

Klassen、Ahlskog 回顾了美国明尼苏达州（Minnesota）Olmsted 镇的临床 NPH 疑似病例资料[9]。从 1995 年到 2003 年 8 年间共有 41 名临床 NPH 疑似患者接受了有创治疗。其中 13 名患者行分流手术。作者最后根据当地的居民人口计算得出，NPH 的发病率为每年 1.19/10 万。然而这个结果值得推敲，因为该研究只记录了接受检查并治疗的患者数，那些潜在的没有接受检查或者治疗的患者，或者在外地医院治疗的患者没有纳入研究范围。

二、讨论

表 2-1 汇总了目前关于特发性 NPH 的发病率和患病率的研究结果。表中的结果显示，那些诊断标准基于临床症状的研究[3]得到的患病率可能过高，而基于临床治疗效果的研究[2, 6, 9]可能反映的是"真实"的患病率情况。发病率的研究结果也同样如此。这些研究结果中当数 Tanake 等和 Iseki 等的研究结果最可靠[7, 8]。因为这两个研究均是基于整体人群的随机抽样调查研究，而且这些受试者均行 NPH 的影像学评估和临床评估；但他们的缺陷在于 NPH 患者均没有得到进一步的诊治[7, 8]。

表 2-1　NPH 患病率与发病率研究小结

作者	年份	研究对象	年龄（岁）	患病率（%）[a]	发病率（%）[b]
Trenkwalder 等	1995	982	>65	0.41	
Tisell 等	2005				0.00159 [1.598/（100000 · 年）]
Marmarou 等	2007	147	< 85	9.4~14.7	
Hiraoka 等	2008	170	≥ 65	2.9	
Brean 和 Eide	2008	220 000（估计）		0.0219 （21.9/100000）	0.0055 [5.5 /（100000 · 年）]
Brean 等	2009	220 000（估计）			0.00109 [1.09/（100000 · 年）]
Tanaka 等	2009	497	≥ 65	1.4	
Iseki 等	2009	790	≥ 61	0.51	
Klassen 和 Ahlskog	2011	41			0.00119 [1.19/（100000 · 年）]

a：（疑似）NPH 患者 / 评估人群总数
b：（疑似）NPH 患者 /［评估人群总数 · 时间（1 年）］

　　我们推测，在发达国家（德国、瑞典、挪威、美国、日本）老年人群中（≥ 65 岁）表现有 Hakim 三联征和脑室扩大的患者数目正在增加。其可能的原因有：①发达国家人口老龄化。②影像技术（MRI）和临床诊疗技术（特异性、敏感性更高）的提高。③医护人员以及普通民众对特发性 NPH 认识的明显提高。

　　由于特发性 NPH 的发病率随年龄的增加而增高，且发病最高峰在 70~79 岁年龄组[6]，医护人员在接诊该年龄组患者时需考虑该疾病的可能。

　　但是，80 岁及以上年龄组患者中实际发病率可能比报道中更高。这可能与人们对该部分人群中特发性 NPH 的诊疗程度关注不够有关。首先，80 岁及以上的老年人仅代表了老年人群中一小部分。其次，该年龄段人群表现 NPH 症状人群少，这可能和他们因为活动受限或其他严重疾病等不能及时就医，或者罹患其他更加严重的疾病如脑卒中、心血管急症、恶性肿瘤等而被人们忽视有关。第三，正如有些作者指出的，这部分人群由于自身条件较差，接受 NPH 有创性诊断或手术等风险性显著高于获益性，从而放弃了相关诊治。

三、小结

　　特发性 NPH 的患病率目前仍不明确，但是在发达国家 60 岁以上的老年人群中，其患病率在 0.5% 到 1.5% 之间。随着人口老龄化程度的加深，科技的发展带来诊断技术的提高，人们对疾病认识的增加，特发性 NPH 的发病率和患病率也逐年提高。医务工作者尤其应当注意 70~79 岁年龄段中特发性 NPH 的发病情况。

参考文献

[1] Trenkwalder C, Schwarz J, Gebhard J et al. Starnberg trial on epidemiology of Parkinsonism and hypertension in the elderly. Prevalence of Parkinson's disease and related disorders assessed by a door-to-door survey of inhabitants older than 65 years. Arch Neurol 1995; 52: 1017–1022

[2] Tisell M, Höglund M, Wikkelsø C. National and regional incidence of surgery for adult hydrocephalus in Sweden. Acta Neurol Scand 2005; 112: 72–75

[3] Marmarou A, Young HF, Aygok GA. Estimated incidence of normal pressure hydrocephalus and shunt outcome in patients residing in assisted-living and extended-care facilities. Neurosurg Focus 2007; 22: E1

[4] Hiraoka K, Meguro K, Mori E. Prevalence of idiopathic normal pressure hydrocephalus in the elderly population of a Japanese rural community. Neurol Med Chir (Tokyo) 2008; 48: 197–199, discussion 199–200

[5] Brean A, Eide PK. Prevalence of probable idiopathic normal pressure hydrocephalus in a Norwegian population. Acta Neurol Scand 2008; 118: 48–53

[6] Brean A, Fredø HL, Sollid S, Müller T, Sundstrøm T, Eide PK. Five-year incidence of surgery for idiopathic normal pressure hydrocephalus in Norway. Acta Neurol Scand 2009; 120: 314–316

[7] Tanaka N, Yamaguchi S, Ishikawa H, Ishii H, Meguro K. Prevalence of possible idiopathic normal pressure hydrocephalus in Japan: the Osaki-Tajiri project. Neuroepidemiology 2009; 32: 171–175

[8] Iseki C, Kawanami T, Nagasawa H et al. Asymptomatic ventriculomegaly with features of idiopathic normal pressure hydrocephalus on MRI (AVIM) in the elderly: a prospective study in a Japanese population. J Neurol Sci 2009; 277: 54–57

[9] Klassen BT, Ahlskog JE. Normal pressure hydrocephalus: how often does the diagnosis hold water? Neurology 2011; 77: 1119–1125

第 3 章

发展简史

History

Michael J. Fritsch
曹 磊 译

一、早期发展简史

脑积水一词，来源于希腊语中水和脑两个词，早在 2000 多年前就有一定的认识。

Hippocrates（公元前 460—370 年）给了脑积水最早的科学定义。*Corpus Hippocraticum* 收集了 70 本古希腊的医学著作，这些著作或由 Hippocrates 本人完成，或由他的弟子们完成。在该书中人们第一次使用了"脑积水"这个术语，指脑的周围及内部有液体的聚集，并认为是由癫痫导致脑组织液化所致。其主要临床表现为头痛、呕吐和视力障碍[1]。

由于当时的社会禁止对人类尸体进行解剖，古希腊帕加马（Pergamon）的 Galen（公元 129—199 年）只能通过解剖活体和死亡的动物标本获取一些解剖学知识。Galen 描述了脑室的解剖结构、脉络丛以及清水样的脑脊液等[1]。Galen 也第一次描述了运动神经和感觉神经的区别、肌张力以及肌肉拮抗的概念。

Leonardo da Vinci（1452—1519 年）在 1510 年第一次完成了脑室系统的手绘图。当人体解剖被当时社会所容忍直到最后成为合法行为时，这使得人们对人体的解剖和生理机制有了新认识的可能[1]。作为一个艺术家，da Vinci 被允许在意大利佛罗伦萨（Florence）的 Santa Maria Nuova 医院从事人体解剖研究。根据这些研究，da Vinci 创作了一幅幅关于人类骨骼系统、肌肉系统、心脏、血管系统以及宫内胎儿的手绘图。他的这些手绘图描绘了当时未知的真实解剖细节。

Andreas Vesalius（1514—1564 年）是一名佛兰德（Flemish）解剖学家和医学家，著有当时最有影响力的书籍之一《人体解剖结构学》。Vesalius 经常被尊称为现代解剖学的奠基人。他通过大量的人体解剖获得了丰富的解剖学知识。他第一次基于临床和解剖学数据科学定义了脑积水的概念。Vesalius 观察了一名 2 岁女孩脑积水患者生前的症状，并在她死后，通过解剖发现她的头颅增大与脑室内脑脊液的聚集有关，而与大脑周围的脑脊液聚集无关。这开辟了一条进一步研究脑脊液的产生、循环以及相关疾病、脑积水的新思路[1]。

Thomas Willis（1621—1675 年）是一名英国的解剖学家、神经病学家和精神病学家，以提出"Willis 环"概念而闻名于世。他第一次对十二对颅神经进行排序命名，并被人们沿用至今。他的同事 Richard Lower（1631—1691 年）发现筛板具有水密性，脑脊液无法从颅内溢出。基于他的研究，Willis 提出脑积水的循环始于大脑内部。他描述了脑脊液在大脑表面（如脑沟、蛛网膜下腔）与脑室内的沟通形式。

Antonio Pacchioni（1655—1726 年）是一名意大利的解剖学家，他第一次描述了蛛网膜颗粒结构，后者也是以他的名字来命名。但是，他当时认为蛛网膜颗粒是脑脊液分泌的部位[1]。

Claude-Nicolas Le Cat（1700—1768 年）是一名法国的外科医师。他在 1744 年 10 月 15 日通过侧脑室穿刺治疗一名新生儿的脑积水，穿刺后留置导管 5 天，直到患儿死亡。Le Cat 后来也发明了可以反复穿刺使用的脑室外引流管用于治疗先天性脑积水。这是人们第一次通过使用器械反复穿刺脑室系统释放脑脊液，开创了脑室外引流术治疗脑积水的先河[2, 3]。

Robert Whytt（1714—1766 年）从事以患者，尤其是以疑似脑积水患儿为对象的临床研究。比方说，Whytt 描述了如何通过评估婴儿颅缝是否开放来判断有无脑积水的方法。

Francois Magendie（1783—1855 年）描述了第四脑室的开口，并推测脑脊液通路的梗阻可导致脑积水的发生。1841 年，Magendie 首次通过枕下穿刺测量了犬的脑脊液压力[1]。

二、19、20 世纪脑积水的诊疗历史

Axel Hendrick Key（1832—1901 年）和 Magnus Gustav Retzius（1842—1919 年）当时提出了脑脊液的生理学最新概念，仍被现在的人们所接受。他们认为脑脊液是由脉络丛产生，经脑室系统流至大脑表面，并被蛛网膜下腔颗粒吸收[1]。

Emil Theodor Kocher（1841—1917 年）是一名瑞士的医师，以甲状腺手术闻名。他于 1909 年获得了诺贝尔生理学和医学奖。有许多手术器械和手术入路都是以他的姓名命名的，其中一个手术就是经右额冠状缝前骨孔行脑室穿刺。

Heinrich Irenaeus Quincke（1842—1922 年）是一名德国的内科兼外科医师。他先后在维也纳大学、柏林大学、伯尔尼大学、基尔大学工作。他最主要的贡献是行腰椎穿刺术（当时被称作"Quincke 穿刺"）来诊断

和治疗脑积水。他主要研究方向是脑膜炎和多发性硬化的诊断和治疗。1983 年，他认为"浆液性脑膜炎"，即当今的假性脑瘤，是一种"颅内压增高"的疾病。

Carl Wernicke（1848—1905 年）是一名德国的精神病学家和神经病理学家。1873 年，他接诊了一名卒中患者，虽然该患者能够正确言语，听力也没有受到损害，但他无法听懂他人的语言。当该患者去世后，Wernicke 解剖了他的大脑，于左侧大脑颞枕部发现病变。因此，他认为这个区域是语言理解能力中的关键部位，并将该部位损害导致的症状称为"感觉性失语"。

在脑积水方面，Wernicke 介绍了在无菌条件下经外侧入路使用套管针穿刺脑室三角区的方法[4]。直到今天，三角区入路仍被应用，尤其是婴幼儿脑积水的脑室分流的置入术。

Jan Mikulicz-Radecki（1850—1905 年）是一名波兰的外科医师，曾先后于克拉科夫（Krakau）、柯尼斯堡（Königsberg）和布雷斯劳（Breslau）工作。Mikulicz 在腹部外科领域做了重要贡献。1893 年，他把由玻璃丝制成的灯芯植入到一个 6 个月大的婴儿侧脑室内，使得侧脑室和蛛网膜下腔、帽状腱膜下腔间隙相通。该手术被认为是第一例脑脊液持续引流的范例。据文献记载，该患者在术后 2 年内头围持续性缩小[1]。

Erwin Payr（1871—1946 年）从 1907 年—1910 年在德国格赖夫斯瓦尔德（Greifswald）任外科主任。1910 年，担任位于德国莱比锡（Leipzig）的柯尼斯堡大学外科学教授，1911 年留任并直到 1937 年退休。

1907 年，他在格赖夫斯瓦尔德工作时对一个 9 岁女性脑积水患儿实施了脑室－上矢状窦分流手术。他利用自体带瓣膜的大隐

静脉作为导流装置，控制脑脊液引流的方向。术后患者颅内压增高的症状缓解。6 周后，又在对侧做了第二次分流手术。然而，患儿术后创口愈合不佳，最终于 7 个月后死于脑膜炎。死后的尸检发现静脉引流管在原位愈合良好，引流通畅，脑室内未发现血液，说明静脉瓣的单向引流作用十分有效。

1 年后，Payr 用福尔马林固定石蜡包埋的胎牛动脉为一名 16 岁的患者实施了侧脑室和大脑纵裂蛛网膜下腔的分流手术。术后临床观察发现，这根"分流管"有效工作了 11 年。

William Jason Mixter（1880—1958 年）是美国波士顿（Boston）马萨诸塞州（Massachusetts）总医院的神经外科医师，在 1923 年做了第一台完全内镜下的第三脑室底部造瘘术。Mixter 在术中探查脑室结构，并在第三脑室底部造瘘。遗憾的是，他此后再也未做过类似的手术[1]。

神经外科医师 Walter Edward Dandy（1886—1946 年）和儿科医师 Kenneth Daniel Blackfan（1883—1941 年）在马里兰州（Maryland）巴尔的摩（Baltimore）的 Johns Hopkins 医院研究了脑积水。他们向犬的脑室内注入染液，并借此描述了脑脊液循环通路。根据这种脑脊液循环理论，他们用细小的棉花阻塞中脑导水管后成功地制作了脑积水的实验动物模型。后来，Dandy 和 Blackfan 发现，切除侧脑室内的脉络丛后，再堵塞室间孔不能诱发动物的脑积水形成[5-7]。Dandy 还描述了枕角穿刺的方法，并在 1918 年开创了具有诊断价值的脑室造影术。

三、现代分流理念的发展

Arne Torkildsen（1899—1968 年）是一名挪威的神经外科医师，实施了第一例脑室 - 脑池造瘘术（侧脑室枕角 - 枕大池造瘘术，又称为"Torkildsen 手术"）[8]。在 20 世纪 80 年代以前，Torkildsen 手术是最常用的治疗梗阻性脑积水的手术方法。随后，内镜下的脑室 - 脑池造瘘术使得脑室 - 脑池沟通的手术理念得到再次发扬。

在帕萨迪纳（Pasadena）的 Huntington 医学研究所里，神经外科医师 Robert H. Pudenz（1911—1998 年）和工程师 Ted Heyer 花了 3 年的时间研究设计了一种利用横隔机制调节的 Teflon 阀门。1955 年，Pudenz 用该分流管为一名脑积水患儿做了脑室 - 心房分流术，并维持了 2 年的疗效[9]。1958 年，一名来自德国的年轻制表工程师加入了该团队，他就是 Rudi Schulte。他在横向瓣膜基础上对阀门进一步改进，增加了多个纵向瓣膜。Pudenz 后来成为 Heyer-Schulte 公司的医学总监，并和 Schulte 合伙开了一家公司，该公司后来被并入到了美敦力（Medtronic）公司中。

John D. Holter（1916—2003 年）是一名从事精密仪器制造的工程师。1955 年，他的儿子 Charles 出生了。不幸的是 Charles 患有脊柱裂，出生后不久就继发颅内感染，并发展成为脑积水[10]。当他发现当时的医疗技术尚不能解决简单的脑积水时，他感到十分震惊。为了挽救儿子的生命，Holter 在自家的车间内研发一种具有单向分流功能的硅胶引流管。后来，Holter 找到了一种能够很好和人体组织相容的硅胶材料 Silastic（Dow corning Corporation，Midland，Michigan，USA）时，他申请了发明专利，并成立一家公司来生产分流管。尽管 Holter 最终没能挽救儿子的生命，但是他和神经外科医师 Eugene Bernard Spitz 合作研发的 Spitz-

Holter 分流管从 1956 年后开始在全世界范围内应用[11]。

Eugene Bernard Spitz（1919—2006 年）是费城（Philadelphia）儿童医院的小儿神经外科医师。1949 年 5 月，当他还是一名神经外科住院医师的时候，他所使用的分流管阀门是他的同事 Frank E. Nulsen（1916—1994 年）发明的，该阀门是由两个锥形小球和两者之间的橡胶泵憩室构成[12]。Spitz 和 Nulsen 将一直径为 1.7 mm 的聚乙烯管作为分流管的远端，植入上腔静脉内，并缓慢置入心房内。随后临床随访的 2.5 年中，多次气脑造影术和诊断性的分流管梗阻试验均证实该分流管通畅有效[10]。Spitz 后来使用分流管是前文所述的 Holter 制作的分流管。

Ayub Khan Ommaya（1930—2008 年）是一名巴基斯坦的神经外科医师，他发明了骨膜下储液囊装置，并以他的名字命名。1963 年 Ommaya 囊首次见诸报端，成为第一个使用硅胶材料的医疗器械。它与一个置入脑室的导管相接，早期主要是为了方便鞘内给予化疗药。这种设计理念后来被整合到分流管系统中或者作为一个可反复经皮穿刺使用的皮下储液装置，被应用于脑积水患者的治疗[1]。

四、Hakim 和他发现的 NPH

Salomón Hakim（1922—2011 年）出生在哥伦比亚巴兰基利亚市（Barranquilla）的一个黎巴嫩移民家庭。1944 年开始了学医生涯，并在哥伦比亚首都波哥大（Bogotá）进行神经外科住院医师培训。1950 年，他在美国波士顿的马萨诸塞州总医院攻读神经病学研究生学位，4 年后学成归国[13]。

作为他的研究生课程的一部分，Hakim 为一些生前患有神经退行性疾病的死者进行尸检，他发现部分死者表现有脑室系统的扩大。在那个年代，人们还不清楚这种脑室扩大是因为脑萎缩导致的还是因为脑室内压力增大导致的。

3 年后，也就是 1957 年，Hakim 回到了哥伦比亚的波哥大，并在 San Juan De Dios 医院工作。就在回国工作的第一年，他遇到了 1 例车祸导致严重脑外伤的病例（男，16 岁）。

这名患者接受了开颅硬膜下血肿清除术，而且手术相当成功。但是，术后患者的意识障碍并未得到改善。为了明确诊断，该患者接受了气脑造影检查，提示脑室系统扩大，但是同时测得的脑脊液压力却基本正常。Hakim 取了 15 ml 脑脊液送检，出乎意料的是，第二天患者的意识开始逐渐好转，随后几天却又逐渐下降，再次腰穿释放脑脊液后又明显好转。因此，Hakim 决定为该患者行脑室心房分流术，术后患者意识恢复非常明显，而且未出现反复。这个病例在 1964 年被 Hakim 记入到了他的博士学位论文中[14]。

Hakim 在论文中设问到：为什么该患者颅内压正常，释放部分脑脊液后却能改善临床症状？他的解释非常简单，而且在当时看来也有一定的科学道理。他认为患者虽然"颅内压正常"，但对于该个体来说仍然过高。Hakim 用了一个比较公认的物理学公式来定义压力，即压力（P）= 作用力（F）/ 受力面积（A）。换句话来说，作用力（F）= 压力（P）× 受力面积（A）。

当该患者脑室扩大以后，相对于正常人，其脑室的受力面积增大。而在保持正常压力的不变情况下，相应的作用力就要明显增加。Hakim 认为这个增加的作用力就能对脑组织造成损害，或者至少能导致意识水平的下降。

Hakim 进一步得出结论认为，大脑室或者小脑室的患者颅内压力虽然是正常的，但是大脑室的患者由于脑室受力面积增大，其作用力必然明显增加。

1964 年 Hakim 发表了该学位论文后，另外一名患者找到了他。这个患者是一个美国人，主要表现为 NPH 的症状。Hakim 建议患者做一个腰穿释放试验，如果有效，可以做分流手术。但是患者家属不愿在哥伦比亚做该手术，拒绝了 Hakim 的建议并想回到美国继续治疗。Hakim 知道当时美国还无人知晓该种疾病的临床表现，该患者回到美国后也不可能得到合适的治疗。最终，Hakim 将该患者转院到波士顿的 Raymond Adams 医师那里。

在马萨诸塞州总医院，该患者先做了一个临时性的腰池脑脊液外引流，术后症状改善显著，随即进行了分流手术。该病例最终于 1965 年发表于新英格兰杂志 [15]。Hakim 仅仅是其中的一个共同作者。第一作者是当时的神经外科主任 Raymond Adams，其他的共同作者还有 C. Miller-Fisher（神经内科）、Robert Ojemann（神经外科）和 William Sweet（神经外科）。按照神经外科医师 Marvin Bergsneider 博士的说法，当时作者排序是按照字母排序的 [16]。

自 1965 年 Hakim 的报道后，腰穿试验成为 NPH 的标准诊断性试验。后来，还有其他的预测分流效果的方法应用，如腰大池引流、腰池（脑室）灌注试验和颅内压监测等。

随着气脑造影逐渐被 CT 和 MRI 替代，NPH 的治疗除了分流外，也有脉络丛烧灼、乙酰唑胺药物治疗和第三脑室底部造瘘术等方式。

通过不断的实验室和临床研究，Hakim 对分流管系统不断地改进 [17]。最终，在 1966 年，Hakim 向人们展示了一个单向的压力控制的阀门，这种阀门比以前的活瓣阀门更加稳定可靠。Hakim 发明的阀门是采用水顶铜球的原理来控制压力的。

五、现代分流管技术现状与展望

从 20 世纪 50 年开始，大约有 200 多种分流管问世 [1]。作为分流手术的替代方案，神经内镜手术治疗梗阻性脑积水也有 15 年之久了。

而关于脑积水的新的病因学和病理生理学的研究我们将在第 5 章进行阐述，不同分流管的工作原理、阀门的可调节性、避免过度引流的保护设计以及现代压力测定理念我们将在第 9 章进行详细阐述。

参考文献

[1] Aschoff A, Kremer P, Hashemi B, Kunze S. The scientific history of hydrocephalus and its treatment. Neurosurg Rev 1999; 22: 67–93, discussion 94–95

[2] Kompanje EJ, Delwel EJ. The first description of a device for repeated external ventricular drainage in the treatment of congenital hydrocephalus, invented in 1744 by Claude-Nicolas Le Cat. Pediatr Neurosurg 2003; 39: 10–13

[3] Missori P, Paolini S, Domenicucci M. The origin of the cannula for ventriculostomy in pediatric hydrocephalus. J Neurosurg Pediatr 2011; 7: 290–294

[4] Wernicke C. Lehrbuch der Gehirnkrankheiten. Fischer, Kassel; 1981, pp. 377–378

[5] Dandy WE, Blackfan KD. An experimental and clinical study of internal hydrocephalus. JAMA 1913; 61: 2216–2217

[6] Dandy WE, Blackfan KD. Internal hydrocephalus: an experimental, clinical, and pathological study. Am J Dis

Child 1914; 8: 406–482

[7] Dandy WE. Extirpation of the choroid plexus of the lateral ventricle in communicating hydrocephalus. Am Surg 1918; 68: 569–578

[8] Lundar T, Nakstad P. [Torkildsen's operation—50 years later] Tidsskr Nor Laegeforen 1990; 110: 584–586

[9] Pudenz RH. The surgical treatment of hydrocephalus—an historical review. Surg Neurol 1981; 15: 15–26

[10] Boockvar JA, Loudon W, Sutton LN. Development of the Spitz-Holter valve in Philadelphia. J Neurosurg 2001; 95: 145–147

[11] Carrington KW. Ventriculo-venous shunt using the Holter valve as a treatment of hydrocephalus. J Mich State Med Soc 1959; 58: 373– 376, passim

[12] Nulsen FE, Spitz EB. Treatment of hydrocephalus by direct shunt from ventricle to jugular vein. Surg Forum 1952; 2:

399–403

[13] Wallenstein MB, McKhann GM. Salomón Hakim and the discovery of normal pressure hydrocephalus. Neurosurgery 2010; 67: 155–159, discussion 159

[14] Hakim S. Some observations on CSF pressure: hydrocephalic syndrome in adults with "normal" CSF pressure. Thesis 957, Javeriana University School of Medicine, Bogotá, Colombia, 1964

[15] Adams RD, Fisher CM, Hakim S, Ojemann RG, Sweet WH. Symptomatic occult hydrocephalus with "normal" cerebrospinal fluid pressure: a treatable syndrome. N Engl J Med 1965; 273: 117–126

[16] Bergsneider M. Comment to: Wallenstein M, McKhann GM. Salomón Hakim and the discovery of normal pressure hydrocephalus. Neurosurgery 2010; 67: 159

[17] Hakim CA, Hakim R, Hakim S. Normal pressure hydrocephalus. Neurosurg Clin N Am 2001; 12: 761–773, ix

第 4 章

临床特点和鉴别诊断

Clinical Characteristics and Differential Diagnosis

Uwe Kehler

曹 磊 译

特发性正常压力脑积水（NPH）的主要症状是由 Hakim 和 Adams[1] 阐述的，包括行走不稳、尿失禁、痴呆等。因为特发性 NPH 多发于老年人，常合并其他疾病，老年人可能出现髋关节和膝关节的病变，这些均会影响步态。老年男性患者可能有前列腺腺瘤导致的膀胱功能障碍，老年妇女可能有盆底功能不全导致的压力性尿失禁，这两种情况均会影响膀胱功能。痴呆也可因脑血管疾病、阿尔茨海默病等导致。70%的特发性 NPH 患者合并脑血管疾病、阿尔茨海默病等。特发性 NPH 患者的起病隐匿，难以发现，一般需要数月甚至数年才有所表现。当然，充分理解特发性 NPH 的临床症状对特发性 NPH 的早期诊断、与其他疾病的鉴别诊断、排除合并症干扰均十分重要。

一、自然史

特发性 NPH 的发病时间、疾病的严重程度和进展速度具有很大的差异性。其主要症状包括行走不稳、痴呆和尿失禁，这些症状多不同时存在，往往在疾病的不同阶段出现。一旦患者出现临床症状说明疾病正在进展 [3, 4]。但进展速度差异较大，可能数年内稳定不变，也可能数月内迅速恶化 [5]。临床进展缓慢、临床表现的不典型均使得早期诊断特发性 NPH 比较困难。因此，多数病例我们都难以估计疾病进展时间。而某些特殊病例，患者的临床症状可能会自发缓解 [4]。临床上评价患者的疾病自然史常常比较困

难，因为这些患者可能有痴呆症状使得本人无法准确提供病史，需要亲属和（或）生活伴侣帮助提供病史。

特发性 NPH 好发于老年人群（60 岁以上），但也可能出现得更早。一般患者年龄大于 40 岁时才有可能诊断特发性 NPH[3]。年轻患者虽然不完全排除特发性 NPH 的诊断，但其可能性很小。

二、特发性 NPH 的症状

特发性 NPH 的经典三联征是行走不稳、尿失禁和痴呆，但仅有约一半的患者可同时表现 [6]。几乎所有的特发性 NPH 均会表现行走不稳，但仅导致尿失禁或痴呆症状极其罕见（图 4-1）。有些作者认为如果患者没有行走不稳的症状则不能诊断特发性 NPH[1]。下框中罗列了特发性 NPH 的临床症状。

特发性 NPH 的临床症状

主要临床症状
- 行走不稳
- 尿失禁
- 痴呆

其他症状
- 头痛
- 精神症状
- 头晕 / 眩晕
- 嗜睡
- 头围增大
- 性功能障碍
- 合并症

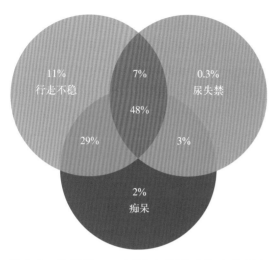

图 4-1　特发性 NPH 不同症状同时发生的概率（引自 Dauch 和 Zimmermann 等 [3]）

（一）主要症状

1. 行走不稳

行走不稳是其第一个出现的临床症状，是行走功能的失用。其特点是行走速度减慢、步伐加快、步态多样（见特发性 NPH 典型的步态特点框）。患者行走时，步高降低，前脚背伸不足，双脚拖地行走，就像被粘在地面上，又称为磁性步态 [7]。这种步态无规则、变化多样，一旦受到外界干扰，患者容易失去平衡。患者还可能出现起步困难或者转弯困难的症状。而与帕金森病患者相比，NPH 患者仍有摆臂动作 [8]，行走时身体后倾，并有摔倒倾向。在疾病晚期，还可能出现上肢失用。

在特发性 NPH 的早期阶段，步态不稳的表现隐匿，不易观察，而且难以归类为 NPH 步态。患者经常抱怨步态不稳或轻度平衡障碍，却被他们形容为头晕而不能被人觉察。如果步态不稳进展到典型表现时，则比较容易地归为特发性 NPH 相关的步态异常。在晚期，患者需要在外界帮助下才能步行，直到卧床不起。

特发性 NPH 典型的步态特点
• 步态不规则
• 步态广泛
• 行走缓慢
• 碎步
• 拖地行走
• 头晕 / 眩晕
• 摆臂动作正常

2. 尿失禁

尿频、尿急往往是疾病的发作表现（见特发性 NPH 典型的膀胱症状框）。步态不稳因妨碍患者及时如厕导致尿急症状加重。晚期则表现为完全性尿失禁，甚至大便失禁 [3]。排尿不畅的症状相对少见，14% NPH 患者发现有残余尿达 100 ml 以上 [9]。

从病理生理学来说，特发性 NPH 相关的膀胱功能障碍是一个神经源性膀胱功能障碍，95% 的患者中可观察到逼尿肌过度活跃 [9]。

特发性 NPH 尿失禁的发生机制没有像行走不稳和痴呆等症状那样在文献中有很好的阐述。

特发性 NPH 典型的膀胱症状
• 尿频
• 尿急
• 完全性尿失禁
• 大便失禁（少见）

3. 痴呆

特发性 NPH 患者的痴呆症状是一种额叶皮层下痴呆，主要表现为精神运动迟缓、冷漠、情感淡漠、注意力不集中、记忆障碍（见特发性 NPH 典型的精神症状框）[3]。患者的智力仍然存在，但处于一种混沌模糊、睡梦中的状态，缺乏自发性冲动和与外界沟通交流的特点[10]。

<table>
<tr><td>特发性 NPH 典型的精神症状</td></tr>
</table>

- 精神运动迟缓
- 冷漠
- 情感淡漠
- 注意力不集中
- 记忆力障碍

患者可能表现为不能立刻回答问题（运动不能型缄默），但经过努力后，仍能给出一个延迟的正确答案[10, 11]。其严重程度可轻可重。NPH 的痴呆与其他疾病导致的痴呆进行鉴别比较困难，因为这些症状常常与阿尔茨海默病和脑血管病等合并症相混淆[2]。

4. 特发性 NPH 中痴呆症状的病理生理学机制

特发性 NPH 痴呆发生的机制尚不清楚，但可能与额叶－纹状体系统、皮层下结构和脑室周围投射纤维受累有关[3]。

（二）其他症状

1. 头痛

头痛通常出现在 NPH 中，但同样也可表现在特发性 NPH 中。关于 NPH 头痛出现的确切概率目前无从知晓，而且头痛列为特发性 NPH 的症状也是有争议的。虽然有些学者认为头痛症状可以忽略不计，但仍有一些学者认为头痛是 NPH 的一个重要临床症状，如 Kiefer[12] 在以他的名字命名的评分系统中认为，头痛和完全性尿失禁、行走不稳等症状具有同等重要性。这种头痛往往表现为"头内一种压迫感"。如果特发性 NPH 患者有头痛症状，那么在腰穿试验或分流后，评估其改善情况同样很重要。

2. 精神病综合征

精神病综合征一般是特发性 NPH 的合并症，但在某些严重的病例中，可以表现为特发性 NPH 的临床症状[3, 13-15]。抑郁、躁狂、偏执等精神症状可以在分流后得到改善，但其病理生理机制却不清楚。我们应重视特发性 NPH 的精神症状，因为特发性 NPH 患者可能因其典型症状被精神症状所掩盖而延误了恰当的治疗。

3. 头晕／眩晕

虽然有些患者常常主诉头晕／眩晕，但客观地评估这种不适仍十分困难。许多医师认为头晕是步态失调和跌倒恐惧的主观感觉。临床上，它常常随着分流后步态改善而消失。头晕也是特发性 NPH 的 Kiefer 分级量表的一项指标，说明头晕至少是特发性 NPH 或轻或重的一项主观症状[12]。当然，头晕也可以是特发性 NPH 合并症的表现，尤其是脑微血管病变的表现。

4. 睡眠时间延长

如一些患者本人和其亲属主诉，他们的睡眠时间通常比健康人长，但缺乏可靠的数据支持。这可能和患者导致的缺少冲动感、对外界缺乏兴趣并因感到无聊等有关。这种症状在分流后可得到改善[16, 17]。

5. 头围增大

NPH 患者的头围与正常人群比较往往较大[18]。这一发现支持了一种假说，即至少在某些特定患者中，先天性无症状性脑积水在特发性 NPH 的发生发展中具有重要作用。

6. 性功能障碍

特发性 NPH 患者性功能障碍通常不被评估，因为即使存在的话，也可能是老年人正常的主诉。但是，有部分特发性 NPH 患者经过治疗后性欲得到改善[19]。

7. 合并症

近 90% 的特发性 NPH 患者均有并发症，如心血管疾病、糖尿病、帕金森病和阿尔茨海默病等[2]。有时我们很难鉴别合并症和原发疾病（如阿尔茨海默病、脑血管疾病、帕金森病）。NPH 常常合并阿尔茨海默病、脑血管疾病，提示他们可能有相似的致病途径。Kiefer 认识到合并症的重要性，并推出了合并症指数来评估其对分流后症状改善的影响[20, 21]。因此，我们必须充分认识 NPH 的合并症，因为它可影响我们对下一步治疗方案的选择。

三、鉴别诊断

许多其他疾病可能与特发性 NPH 混淆（见特发性 NPH 的鉴别诊断框）。鉴别诊断对于疾病的正确诊断乃至正确治疗至关重要。为此，我们在下文中详述了关于特发性 NPH 与其他疾病的鉴别诊断要点。

特发性 NPH 的鉴别诊断

- 继发性 NPH
- 慢性梗阻性脑积水
- 帕金森病
- 阿尔茨海默病
- 宾斯旺格病 / 脑血管疾病
- 脑萎缩
- 脊髓型颈椎病
- 腰椎椎管狭窄症

（一）继发性 NPH 和慢性梗阻性脑积水

如果 NPH 患者在出现临床症状之前存在可能影响脑脊液吸收的疾病，如脑膜炎、蛛网膜下出血、脑外伤等，我们称之为继发性 NPH。但是其导致 NPH 的致病因素尚不

明朗，有时也是有争议的，因为有些患者可能仅仅是在几年或者几十年前发生过中度的脑损伤。因此，特发性 NPH 和继发性 NPH 之间没有明确的界限。特发性 NPH 和继发性 NPH 患者的影像学检查，可见脑脊液循环通路没有梗阻。因此，可推断其是交通性脑积水，这可以与慢性梗阻性脑积水相鉴别，后者通常是由导水管狭窄或第四脑室出口梗阻所致。

1. 症状

特发性 NPH、继发性 NPH 以及其他形式的慢性交通性脑积水，包括慢性梗阻性脑积水在临床症状上均无显著差异。步态障碍、痴呆和尿失禁都是这些疾病的主要症状，无法提供相互鉴别。

2. 诊断

对患者既往史和家族史的询问、神经系统的临床评估和影像学检查都是必要的。只有仔细询问病史、阅读影像学图片才能做出正确的鉴别诊断（表 4-1）。必须询问患者是否有蛛网膜下腔出血、脑损伤、脑膜炎、脑外科手术史或其他可能影响脑脊液吸收能力的疾病史。

表 4-1 特发性 NPH、继发性 NPH 和慢性梗阻性脑积水的鉴别诊断

	症状: 行走不稳、尿失禁、痴呆	蛛网膜下腔出血、脑损伤、脑膜炎、颅脑手术等病史	影像学: 脑脊液循环通路梗阻
特发性 NPH	+	−	−
继发性 NPH	+	+	−
慢性梗阻性脑积水	+	+ / −	+

MRI 可观察到脑室系统是否扩大、脑脊液循环通路是否受阻。如果 MRI 提示中脑导水管狭窄、第四脑室出口闭塞或其他脑脊液通路阻塞，表明其是迟发性或者慢性梗阻性脑积水。

腰椎穿刺试验可以应用于各种交通性脑积水患者，但明确诊断为梗阻性脑积水患者应禁忌。

3. 治疗

继发性 NPH 和特发性 NPH 患者在治疗上没有差别。对有症状的患者均可选择实施分流手术。但分流术后继发性 NPH 患者预后要比特发性 NPH 患者稍微好一点[22]。

对有幕下脑池内梗阻的 NPH 患者，内镜下第三脑室底部造瘘术可替代分流手术（见第 12 章）。对慢性梗阻性脑积水患者（如果存在第三脑室远端梗阻），也可行内镜下第三脑室底部造瘘术。

（二）帕金森病

帕金森病是一种缓慢进展的神经退行性疾病，尤其是在 65 岁以上的老年人群，其患病率达 1.8%[23]。它影响运动或运动控制的功能，包括语言和肢体语言。帕金森样症状（震颤麻痹）可能是特发性、遗传性或继发性的（例如脑损伤、脑血管疾病、NPH、多系统萎缩）。其可能的病理机制是黑质的多巴胺能神经元的退变导致多巴胺缺乏。应用左旋多巴联合卡比多巴干预治疗可以改善症状。其诊断主要依靠病史和神经系统检查，影像学和实验室检查可帮助排除其他诊断[24]。

1. 症状

帕金森病的主要症状包括震颤、运动迟缓、强直和姿势不稳。震颤是目前最常见的症状。随着病情的发展，这些症状可影响日常活动，并表现为行走、语言和动作协调的困难。其他症状还有抑郁、吞咽困难、排尿障碍等。

2. 诊断

帕金森病的诊断主要依靠病史和神经系统检查，影像学和实验室检查可以起到排除其他疾病作用。影像学检查（头颅 CT 和 / 或 MRI）可显示额叶占位性病变、脑血管疾病等，有助于 NPH 和帕金森病的鉴别。然而，先进的神经功能成像方法，如正电子发射计算机断层扫描和单光子发射计算机断层显像，已经成功地应用于帕金森病患者多巴胺能神经元的检测[25]。

3. 治疗

目前，帕金森病尚无法治愈，但已有各种药物可供选择以缓解临床症状。临床上第一种药物是左旋多巴，它是一种羧酶抑制剂。其改善运动迟缓和缓解肌张力的效果最佳，但其仅能轻度改善震颤的症状，对平衡和其他症状则完全不能缓解。抗胆碱能药物则有助于控制震颤和肌张力。在疾病后期的药物难治性阶段，脑深部刺激也可供选择[24]。

4. 鉴别诊断

如果震颤和肌张力是帕金森病的主要症状，那么特发性 NPH 与之鉴别就比较容易了。如果患者主要表现为行走困难，那我们应注意观察手臂运动情况。帕金森病患者行走时缺少摆臂动作，而特发性 NPH 患者行走时仍保留手臂的摆动，有时类似于划桨样动作。影像学上脑室扩大和腰穿试验阳性提示 NPH 可能性大。同样的，如果患者服用左旋多巴后效果显著提示帕金森病的可能性大。当然，由于较多合并症的存在，仅通过这些评估往往难以得到确切的诊断。正是这种情况的存在，导致有些帕金森病的患者接受了分流手术，而有些 NPH 患者长期服用抗帕金森病药物。

（三）阿尔茨海默病

阿尔茨海默病是导致痴呆最常见的原因[26]。阿尔茨海默病是一种病因不明的具有特征性的神经病理和神经化学改变的退行性疾病。它好发于老年人（60 岁以上），隐匿起病，并随着时间缓慢进展[27]。

1. 症状

阿尔茨海默病的特征性认知功能障碍主要表现为不同程度的记忆障碍、定向力障碍等。通常这些症状都是进展性的。在临床前期往往难以观察，当进展到轻度认知障碍和痴呆时，可导致日常生活完全不能自理。

2. 诊断

根据患者的病史以及心理测试结果，尤其是在记忆力、注意力、计算和语言方面等，可能有助于阿尔茨海默病的诊断。腰椎穿刺行脑脊液蛋白质的检测也有助于阿尔茨海默病的确诊：阿尔茨海默病患者的脑脊液中 tau 蛋白的水平增加、β 淀粉样蛋白的水平降低[28]。

影像学检查（MRI 和 / 或 CT）有助于排除导致痴呆的其他原因，如脑血管疾病、NPH、慢性硬脑膜下血肿或脑肿瘤等。单光子发射计算机断层显像检查可显示发生在颞区的任何代谢变化。结合临床和神经心理症状、脑脊液中 tau 蛋白和 β 淀粉样蛋白浓度变化以及影像学检查，尤其是单光子发射计算机断层显像检查结果（提示颞叶的代谢变化），可高度可靠地诊断阿尔茨海默病[29]。组织病理学上，根据淀粉样蛋白斑和神经原纤维团可确定诊断[30]。

3. 治疗

目前没有可以治愈或长期显著延缓疾病进展的治疗方法。因此，目前的治疗侧重于维持现有的认知功能，改善行为症状，延缓疾病进展等[26]。药物治疗主要是抑制胆碱酯酶或谷氨酸的作用，但这些效果是有限的。虽然目前有人尝试脑室分流的方法去清除积聚在脑脊液内的蛋白质，但临床效果不显著[31]。

4. 鉴别诊断

阿尔茨海默病患者的认知功能障碍主要影响其记忆、学习、定向力、注意力、专注力、执行力和写作能力等。精神运动迟缓是特发性 NPH 患者最突出的心理症状，而边缘型人格障碍主要表现在注意力、专注力和执行力等方面[3]。

（四）宾斯旺格病（皮层下血管性痴呆）

宾斯旺格病是由微血管变性导致脑深层的和脑室周围的白质损害所致。这些脑白质的病变导致执行认知功能的皮质下神经环路的破坏。引起宾斯旺格病的危险因素包括高血压、糖尿病、吸烟。常见于老年人群，多呈进展性[32]。

1. 症状

精神运动迟缓是宾斯旺格病的最明显的特征。主要表现为短期记忆障碍、情感障碍和注意力下降[32]，也可表现为步态不稳及并非由泌尿系统疾病引起的泌尿系统症状[32]。

2. 诊断

根据患者的临床症状结合 MRI 上脑深层白质和脑室周围白质的变化可诊断。影像学表现至关重要，并排除其他疾病可能，即可诊断宾斯旺格病。

3. 治疗

目前没有针对宾斯旺格病特异性治疗手段。目前的治疗主要着眼于缓解症状。

美金刚可通过调节谷氨酸能神经元系统延缓疾病进展。脑室腹腔分流可有效缓解伴发的脑积水症状[33]。为了预防宾斯旺格病，应尽早控制如高血压、糖尿病、吸烟等高危因素[32]。

4. 鉴别诊断

脑室扩大患者特发性 NPH 的诊断可能性大，而脑白质变化者宾斯旺格病可能性大。然而，特发性 NPH 合并脑血管变化时两者的鉴别诊断十分困难。腰穿试验和脑脊液动力学检查有助于鉴别诊断，但也不是绝对可靠的[33]。

（五）脑萎缩

脑萎缩是指脑组织或神经元细胞广泛性或局部（局灶性）的丢失。多数情况下是阿尔茨海默病或宾斯旺格病、慢性酗酒等脑部疾病的后遗症。脑萎缩是影像学特征的描述，本身不是一种诊断。诊断时必须确定其原发病。影像上"诊断"脑萎缩和这一术语不规范的使用可能会误导医师不再进一步检查，从而导致那些可治疗的患者，如特发性 NPH 患者，延误了正确的治疗。

（六）脊髓型颈椎病

步态障碍常发生于老年人，可能与"老年"痴呆症共存。脊髓型颈椎病表现为步态共济失调和泌尿系统症状，可见于椎管狭窄导致的退行性颈椎病患者。这种疾病通常是渐进的，容易与以步态障碍和尿失禁为主要表现的特发性 NPH 相混淆。然而，结合影像学和动态脑脊液检查，在大多数情况下可以鉴别诊断。

1. 症状

通常情况下，脊髓型颈椎病的患者都有颈部疼痛史。其步态障碍的特征是脊髓性共济失调，在黑暗中或闭眼时加重。晚期时可出现腱反射亢进。疾病进展时可出现尿急、尿失禁等泌尿系统症状。

2. 诊断

颈椎病的脊柱影像学检查（MRI 或CT）可显示椎管狭窄，椎管内脊髓的水肿或者胶质增生。然而，个别患者如果同时合并脑室扩大，其鉴别诊断十分困难。腰椎穿刺试验提示因椎管脑脊液与颅内不能沟通，局部的脑脊液内蛋白水平升高，释放脑脊液后临床症状改善也不明显。

3. 鉴别诊断

脊髓型颈椎病的共济失调步态在闭目后明显加重，腱反射亢进，下肢肌张力升高；此外，可出现锥体束征（巴宾斯基反射），而后者在特发性 NPH 患者中更常见。腰椎穿刺试验后脊髓型颈椎病患者症状改善不明显。

（七）腰椎椎管狭窄症

腰椎椎管狭窄症导致的步态不稳，通常在长距离行走时加重，并伴有背部和腿部疼痛。腰椎椎管狭窄症多发于中老年人群。椎管重度狭窄时，可出现尿失禁等膀胱功能障碍。如果特发性 NPH 患者出现腰穿困难时，则需要排除腰椎椎管狭窄症的可能。

1. 症状

典型的症状表现为长距离行走后出现脊髓（神经）性跛行、下肢疼痛、麻木或无力，相应的步行距离缩短，但在缓慢行走时则不受影响。弯腰或变换体位后（或卧或坐）可缓解。和行走困难相反，患者仍可骑自行车。在晚期，可出现步行不能，马尾神经受压可导致尿失禁。

2. 诊断

脊柱影像学检查（MRI 或 CT）提示椎管狭窄。个别病例可合并脑室扩张，腰椎穿刺试验可帮助鉴别其主要诊断。

3. 鉴别诊断

特发性 NPH 的症状通常与步行距离长短无关。对于病情较重已经无法行走的患者，应当询问其病史，了解在早期阶段疾病是否与步行距离有关。在狭窄平面以上节段行腰椎穿刺试验后，症状不能得到改善，则提示为症状性的腰椎椎管狭窄症。

四、小结

充分了解特发性 NPH 的症状对疾病的诊断必不可少。当然，特发性 NPH 必须与具有类似症状的其他疾病进行鉴别，而且必须仔细读片。对怀疑特发性 NPH 的患者，即使有其他合并症存在，也不应轻易排除诊断。医疗专业人员必须掌握常见的特发性 NPH 合并症。只有保持这样严谨的态度，我们才不会贻误患者的分流手术。同样，我们也不会给没有指征的患者实施分流手术。

参考文献

[1] Hakim S, Adams RD. The special clinical problem of symptomatic hydrocephalus with normal cerebrospinal fluid pressure. Observations on cerebrospinal fluid hydrodynamics. J Neurol Sci 1965; 2: 307–327

[2] Bech-Azeddine R, Høgh P, Juhler M, Gjerris F, Waldemar G. Idiopathic normal pressure hydrocephalus: clinical comorbidity correlated with cerebral biopsy findings and outcome of cerebrospinal fluid shunting. J Neurol Neurosurg Psychiatry 2007; 78: 157–161

[3] Relkin N, Marmarou A, Klinge P, Bergsneider M, Black PM. Diagnosing idiopathic normal pressure hydrocephalus. Neurosurgery 2005; 57 (Suppl): S4–S16, discussion ii–v

[4] Toma AK, Stapleton S, Papadopoulos MC, Kitchen ND, Watkins LD. Natural history of idiopathic normal pressure hydrocephalus. Neurosurg Rev 2011; 34: 433–439

[5] Hughes CP, Siegel BA, Coxe WS et al. Adult idiopathic communicating hydrocephalus with and without shunting. J Neurol Neurosurg Psychiatry 1978; 41: 961–971

[6] Dauch WA, Zimmermann R. [Normal pressure hydrocephalus. An evaluation 25 years following the initial description]. Fortschr Neurol Psychiatr 1990; 58: 178–190

[7] Stolze H, Kuhtz-Buschbeck JP, Drücke H et al. Gait analysis in idiopathic normal pressure hydrocephalus-which parameters respond to the CSF tap test? Clin Neurophysiol 2000; 111: 1678–1686

[8] Kuba H, Inamura T, Ikezaki K et al. Gait disturbance in patients with low pressure hydrocephalus. J Clin Neurosci 2002; 9: 33–36

[9] Sakakibara R, Uchiyama T, Kanda T, Uchida Y, Kishi M, Hattori T. [Urinary dysfunction in idiopathic normal pressure hydrocephalus]. Brain Nerve 2008; 60: 233–239

[10] Hakim CA, Hakim R, Hakim S. Normal pressure hydrocephalus. Neurosurg Clin N Am 2001; 12: 761–773, ix

[11] AWMF Guidelines Normal Pressure Hydrocephalus. http://www. awmf.org/leitlinien/detail/ll/030-063.html. Accessed on April 15, 2013

[12] Kiefer M, Eymann R, Komenda Y, Steudel WI. [A grading system for chronic hydrocephalus]. Zentralbl Neurochir 2003; 64: 109–115

[13] Pinner G, Johnson H, Bouman WP, Isaacs J. Psychiatric manifestations of normal pressure hydrocephalus: a short review and unusual case. Int Psychogeriatr 1997; 9: 465–470

[14] Price TR, Tucker GJ. Psychiatric and behavioral manifestations of normal pressure hydrocephalus. A case report and brief review. J Nerv Ment Dis 1977; 164: 51–55

[15] Rosen H, Swigar ME. Depression and normal pressure hydrocephalus. A dilemma in neuropsychiatric differential diagnosis. J Nerv Ment Dis 1976; 163: 35–40

[16] Hellström P, Edsbagge M, Blomsterwall E et al. Neuropsychological effects of shunt treatment in idiopathic normal pressure hydrocephalus. Neurosurgery 2008; 63: 527–535, discussion 535–536

[17] Tisell M, Hellström P, Ahl-Börjesson G et al. Long-term outcome in 109 adult patients operated on for hydrocephalus. Br J Neurosurg 2006; 20: 214–221

[18] Wilson RK, Williams MA. Evidence that congenital hydrocephalus is a precursor to idiopathic normal pressure hydrocephalus in only a subset of patients. J Neurol Neurosurg Psychiatry 2007; 78: 508–511

[19] Missori P, Scollato A, Formisano R et al. Restoration of sexual activity in patients with chronic hydrocephalus after shunt placement. Acta Neurochir (Wien) 2009; 151:

1241–1244

[20] Kiefer M, Eymann R, Steudel WI. Outcome predictors for normal pressure hydrocephalus. Acta Neurochir Suppl (Wien) 2006; 96 (Suppl): 364–367

[21] Meier U, Lemcke J. Co-morbidity as a predictor of outcome in patients with idiopathic normal pressure hydrocephalus. Acta Neurochir Suppl (Wien) 2010; 106: 127–130

[22] Børgesen SE. Conductance to outflow of CSF in normal pressure hydrocephalus. Acta Neurochir (Wien) 1984; 71: 1–45

[23] Guidelines AWMF. Parkinson's Disease. http://www.awmf. org/leitlinien/ detail/ll/030-010.html. Accessed on April 15, 2013

[24] NINDS Parkinson's Disease Information Page. http://www. ninds.nih. gov/disorders/parkinsons_disease/parkinsons_disease.htm. Accessed on April 15, 2013

[25] Pavese N, Brooks DJ. Imaging neurodegeneration in Parkinson's disease. Biochim Biophys Acta 2009; 1792: 722–729

[26] NIA. National Institute of Aging. http://www.nia.nih.gov/ alzheimers/ publication. Accessed on April 15, 2013

[27] Guidelines AWMF. Demenzen. http://www.nia.nih.gov/ alzheimers/publication. Accessed on April 15, 2013

[28] Sunderland T, Linker G, Mirza N et al. Decreased beta-amyloid1–42 and increased tau levels in cerebrospinal fluid of patients with Alzheimer disease. JAMA 2003; 289: 2094–2103

[29] Schmidt D, Zimmermann R, Lewczuk P et al. Confirmation rate of blinded (99m)Tc-SPECT compared to neurochemical dementia biomarkers in CSF in patients with Alzheimer disease. J Neural Transm 2010; 117: 1111–1114

[30] Tiraboschi P, Hansen LA, Thal LJ, Corey-Bloom J. The importance of neuritic plaques and tangles to the development and evolution of AD. Neurology 2004; 62: 1984–1989

[31] Silverberg GD, Mayo M, Saul T, Fellmann J, Carvalho J, McGuire D. Continuous CSF drainage in AD: results of a double-blind, randomized, placebo-controlled study. Neurology 2008; 71: 202–209

[32] National Institute of Neurological Disorders and Stroke. http://www.ninds.nih.gov/disorders/binswangers/ binswangers.htm. Accessed on April 15, 2013

[33] Tisell M, Tullberg M, Hellström P, Edsbagge M, Högfeldt M, Wikkelsö C. Shunt surgery in patients with hydrocephalus and white matter changes. J Neurosurg 2011; 114: 1432–1438

第 5 章

病理生理学

Pathophysiology

Johannes Lemcke, Ullrich Meier

曹 磊 译

导致特发性 NPH 理论：整体流动理论

缺陷

这些结果提示，脑室内脑脊液的压力不是导致脑室扩大的主要作用力，而局部其他作用力可能与脑室显著扩大有关。（Edgar A. Bering Jr., 1962）

当 Hakim 和 Adams[12] 在 1965 年首次描述正常压力脑积水（NPH）的同时，也首次提出导致该疾病的病理生理学作用机制。他们可能不会想到，随着西方社会人口不断增多，老年 NPH 患者痴呆症状的可逆性会越来越受到重视。时至今日，特发性 NPH 的确切发病机制还不是非常清楚。在临床医师的眼里，特发性 NPH 发病机制至今仍像一个黑盒。我们知道导致该疾病的可能因素和该疾病的临床表现，通过脑脊液的分流或者第三脑室底部造瘘术可较好改善该疾病患者的症状，但是其发生、发展机制以及治疗确切节点仍然不是很清楚。目前虽然有像 Egnor 等 [3] 提出了一些关于机制方面的模型系统，但还没有一个精确控制调节通路能让人们广泛接受。相反，很多关于特发性 NPH 的基础问题仍未得到很好的回答，如：

• 它是单独的一种疾病，还是我们把继发于不同病因的一组临床症状都定义为特发性 NPH [4, 5]？

• 特发性 NPH 仅仅是一种疾病的表现形式，还是某种更基础疾病达到严重程度时的表现 [6-13]？

• 脑脊液分流或者第三脑室底部造瘘术达到的手术效果，是和脑室内脑脊液有效分流量增加有关，还是因为脑脊液更新增多或

脑室系统内的脑脊液波动性外流导致的脑脊液成分改变所致？

针对上述问题，研究者们还不能找到公认的答案。然而，我们相信，通过一步步深入了解、总结过去数十年的理论成果，并形成一个网络，最终必然会让我们在特发性 NPH 的发病机制上有更进一步的发现。

一、导致特发性 NPH 理论：整体流动理论

对于特发性 NPH 病理生理学的研究可以追溯到该临床现象的提出者：Adams[1] 和 Hakim [14]。他们提出的流体压力理论是基于脉络丛产生脑脊液与蛛网膜颗粒重吸收的平衡理论上的。所谓的整体流动理论在当时是被人们广泛接受的。这个理论可以追溯到伟大的神经外科先驱 Walter E. Dandy（1886—1946 年）在 1914 年公开发表的一项研究。他用棉丝人为堵塞了狗的中脑导水管后，发现动物的脑室系统明显扩大 [15]。通过该研究，他认为脑脊液是从脑室内产生，并在脑室外系统吸收的。基于这种想法，他认为脑脊液是从脑室系统内的脉络丛产生的，并在靠近矢状窦的蛛网膜颗粒处吸收的。处于同一时代的 Hakim 和 Adams 通过放射性同位素的实验研究也支持该论点。除此之外，Di Chiro、Grove [16, 17] 和 Kieffer 等 [18] 通过在脑室内注入放射性同位素（^{99}Tc 或 ^{198}Au）后，也发现 24 小时后在蛛网膜颗粒处有放射性同位素蓄积。

整体流动理论认为脑脊液由侧脑室脉络丛产生，经过 Monro 孔流入第三脑室，并经中脑导水管流入第四脑室，经正中孔流入蛛网膜下腔，再经蛛网膜颗粒重吸收入窦内。基于整体流动理论，我们可以轻松地解释所有的梗阻性脑积水的发生过程，但是比较难以解释非梗阻性脑积水的发生。

基于整体流动理论，Hakim[1] 和 Adams[14] 提出了脑脊液压力学说来解释特发性 NPH 的发生机制。他们认为蛛网膜颗粒对脑脊液的重吸收障碍导致了脑脊液回流受限，随之颅内压升高[1, 14]。基于该理论，脑室在脑脊液压力作用下扩张之前，应当有一个"潜伏时间窗"。脑室扩大后的脑脊液压力恢复正常符合 Psacal 法则。他们认为，脑脊液对脑表面产生直接作用力，但是随着脑室扩大，间接导致这种作用力不能持续均衡，并缓慢下降。他们用气球来形容这个过程，当压力增加导致气球膨胀后，压力也会随之下降，直到达到新的平衡[1, 14]。这种理论可以很好地解释临床上为什么颅内压正常，却出现了脑室扩大的表现。

二、缺陷

基于整体流动理论的脑脊液压力学说在当时也不能让人完全接受，因为它也无法解释一些现象。比方说，在脑室扩大之前颅内压增高的阶段，患者为什么会没有临床症状，而直到脑脊液压力重新恢复正常后才出现。再者，当时的一些与该理论相关的实验性研究发现，脑脊液压力波动性（非稳定性）变化可能是 NPH 形成的主导因素。

如 1962 年 Bering[19-21] 将 Kaolin 装置植入犬的脑室内且不造成任何脑室系统梗阻，成功诱导了交通性脑积水的形成，紧接着切除了其一侧侧脑室的脉络丛。随后的测量中发现，两侧侧脑室的脑脊液压力相同，但两侧压力的搏动曲线却不相同。最终只有脉络丛完整的侧脑室扩大。

事实上，脉络丛切除术在神经外科发展的早期就应用于脑积水的治疗。但是，那个时候主要是想通过减少脑脊液的产生达到治疗脑积水的目的[22]。

而 Bering 的实验为人们打开了一扇全新的能够阐述脑脊液波动性压力变化对脑室大小影响的大门。1967 年，Wilson 和 Bertan 报道的研究成果进一步证实了该学说[23, 24]。和 Bering 相似，他们向犬的脑室内灌入炭末并成功诱发了交通性脑积水。但是他们没有行脉络丛切除术，而是阻断了一侧脉络丛动脉，同样，最后也诱导出单侧脑室脑积水模型。他们在 Bering 的工作基础上所做的研究，在当时被广泛关注并引用，因为它让人们重新审视了 1962 年《神经外科杂志》上发表的脑脊液循环理论。

随着无创的 MRI 标记技术发展和应用，人们可以相对准确地记录血流和脑脊液流动，20 世纪 60 到 70 年代利用动物进行有创的实验研究也退出了历史的舞台。这些新的技术理念由 Greitz[25-27] 提出，后者也被认为是流体动力理论的奠基人。该理论最重要的部分就是 Windkessel 效应的提出。

在健康人中，基底动脉壁具有一定的弹性。心脏收缩期时，由于血管扩张降低了血流峰速，更多的血液可暂时储存在动脉血管中。随后血管壁的收缩可继续驱动这些血液向前流动。血液最终以几乎层流的形式灌注到脑实质的毛细血管床中。这种脑容量随脉搏波动性变化在健康人群中可保持在一定的范围内。因此，每个收缩期中，由于血流灌注导致脑容量增加，只需要 0.03 ml 的脑脊液通过导水管即可代偿[27]。由于血管搏动扩张导致的脑实质容量的增加，可通过枕骨大孔处脑脊液流出增多和瞬时压迫桥静脉导致静脉回流增加而代偿。然而，如果基底动脉管壁因为血管粥样硬化而弹性变差，Windkessel 效应消失，收缩期的动脉血流则会毫无吸收，灌入脑实质的毛细血管床中。同时，蛛网膜下腔脑脊液的连续搏动也消失了，其在生理状态下挤压桥静脉的作用消失，静脉血液回流减少[28, 29]。因此，动脉血毫无吸收地灌入脑实质中，可导致脑实质容量在收缩期瞬间进一步升高。蛛网膜下腔中，由于脑脊液可以通过枕骨大孔代偿性流出，脑皮质区域所受的压力并没有明显增加。但脑室旁实质却没有这种代偿机制。

根据 Hagen-Poiseuille 法则，通过管道流体的流量与该管道半径的 4 倍呈反比。当脑室内脑脊液不能在短暂的收缩期内流出，每个搏动周期中，未能流出的脑脊液导致脑室压力升高，均会压迫脑室旁实质使其变性，并最终导致脑室被动扩张，且这种扩张不需要持续性的脑室内压力升高。

Egnor[3] 研究了 20 世纪 60 年代发现的搏动性脉络丛在脑积水形成的作用。作为颈内动脉的第一个分支，脉络膜前动脉不具有 Windkessel 效应，其血流灌注是靠强大的血流搏动惯性。血流搏动峰几乎同时到达脉络丛。因此，脑室内压力升高不仅受到脑实质容量增加影响，还受到脉络丛波动性容量增加影响，并导致脑室旁脑实质受到的压力进一步升高。因此，这一最新的研究成果能够很好诠释特发性 NPH 概念提出时的一些动物实验结果。该理论也可以很好地解释临床上为什么特发性 NPH 主要发生在老年患者，而且多伴发心脑血管疾病、糖尿病或者卒中等。然而，这个理论仍有一些问题无法解释。比方说，Hakim 三联征所包括行走不稳、尿失禁、痴呆的症状，其确切脑损害机制无论在大体水平还是在细胞水平上仍然都不是十分明了。

参考文献

[1] Adams RD, Fisher CM, Hakim S, Ojemann RG, Sweet WH. Symptomatic occult hydrocephalus with "normal" cerebrospinal-fluid pressure.A treatable syndrome. N Engl J Med 1965; 273: 117–126

[2] Hakim CA, Hakim R, Hakim S. Normal pressure hydrocephalus. Neurosurg Clin N Am 2001; 12: 761–773, ix

[3] Egnor M, Zheng L, Rosiello A, Gutman F, Davis R. A model of pulsations in communicating hydrocephalus. Pediatr Neurosurg 2002; 36:281–303

[4] Brecknell JE, Brown JI. Is idiopathic normal pressure hydrocephalus an independent entity? Acta Neurochir (Wien) 2004; 146: 1003–1006,discussion 1006–1007

[5] Brown JI, Brecknell JE. Is idiopathic normal pressure hydrocephalus an independent entity? Acta Neurochir (Wien) 2005; 147: 803–804

[6] Chakravarty A. Unifying concept for Alzheimer's disease, vascular dementia and normal pressure hydrocephalus – a hypothesis. Med Hypotheses 2004; 63: 827–833

[7] George AE, Holodny A, Golomb J, de Leon MJ. The differential diagnosis of Alzheimer's disease. Cerebral atrophy versus normal pressure hydrocephalus. Neuroimaging Clin N Am 1995; 5: 19–31

[8] Golomb J, Wisoff J, Miller DC et al. Alzheimer's disease comorbidity in normal pressure hydrocephalus: prevalence and shunt response. J Neurol Neurosurg Psychiatry 2000; 68: 778–781

[9] Kapaki EN, Paraskevas GP, Tzerakis NG et al. Cerebrospinal fluid tau, phospho-tau181 and beta-amyloid1–42 in idiopathic normal pressure hydrocephalus: a discrimination from Alzheimer's disease. Eur J Neurol 2007; 14: 168–173

[10] Kudo T, Mima T, Hashimoto R et al. Tau protein is a potential biological marker for normal pressure hydrocephalus. Psychiatry Clin Neurosci 2000; 54: 199–202

[11] Laske C, Stransky E, Leyhe T et al. BDNF serum and CSF concentrations in Alzheimer's disease, normal pressure hydrocephalus and healthy controls. J Psychiatr Res 2007; 41: 387–394

[12] Silverberg GD, Mayo M, Saul T, Rubenstein E, McGuire D. Alzheimer's disease, normal pressure hydrocephalus, and senescent changes in CSF circulatory physiology: a hypothesis. Lancet Neurol 2003; 2: 506–511

[13] Silverberg GD, Levinthal E, Sullivan EV et al. Assessment of low-flow CSF drainage as a treatment for AD: results of a randomized pilot study. Neurology 2002; 59: 1139–1145

[14] Hakim S, Adams RD. The special clinical problem of symptomatic hydrocephalus with normal cerebrospinal fluid pressure. Observations on cerebrospinal fluid hydrodynamics. J Neurol Sci 1965; 2: 307–327

[15] Dandy WE. Experimental hydrocephalus. Ann Surg 1919; 70: 129–142

[16] Di Chiro G, Grove AS. Evaluation of surgical and spontaneous cerebrospinal fluid shunts by isotope scanning. J Neurosurg 1966; 24: 743–748

[17] Di Chiro G. Observations on the circulation of the cerebrospinal fluid. Acta Radiol Diagn (Stockh) 1966; 5: 988–1002

[18] Kieffer SA, Stadlan EM, D'Angio GJ. Anatomic studies of the distribution and effects of intrathecal radioactive gold. Acta Radiol Ther Phys Biol 1969; 8: 27–37

[19] Bering EA. Cerebrospinal fluid. Prog Neurol Psychiatry 1966; 21: 358–373

[20] Bering EA. Choroid plexus and arterial pulsation of cerebrospinal fluid; demonstration of the choroid plexuses as a cerebrospinal fluid pump. AMA Arch Neurol Psychiatry 1955; 73: 165–172

[21] Bering EA. Circulation of the cerebrospinal fluid. Demonstration of the choroid plexuses as the generator of the force for flow of fluid and ventricular enlargement. J Neurosurg 1962; 19: 405–413

[22] Dandy WE. Extirpation of the choroid plexus of the lateral ventricles in communicating hydrocephalus. Ann Surg 1918; 68: 569–579

[23] Wilson CB, Bertan V. Interruption of the anterior choroidal artery in experimental hydrocephalus. Arch Neurol 1967; 17: 614–619

[24] Wilson CB, Bertan V. Role of the anterior choroidal artery in hydrocephalus. Surg Forum 1965; 16: 438–440

[25] Greitz D. The hydrodynamic hypothesis versus the bulk flow hypothesis. Neurosurg Rev 2004; 27: 299–300

[26] Greitz D. Paradigm shift in hydrocephalus research in legacy of Dandy's pioneering work: rationale for third ventriculostomy in communicating hydrocephalus. Childs Nerv Syst 2007; 23: 487–489

[27] Greitz D. Radiological assessment of hydrocephalus: new theories and implications for therapy. Neurosurg Rev 2004; 27: 145–165, discussion 166–167

[28] Bateman GA. The reversibility of reduced cortical vein compliance in normal pressure hydrocephalus following shunt insertion. Neuroradiology 2003; 45: 65–70

[29] Bateman GA, Levi CR, Schofield P, Wang Y, Lovett EC. The venous manifestations of pulse wave encephalopathy: Windkessel dysfunction in normal aging and senile dementia. Neuroradiology 2008; 50: 491–497

第 6 章

无创诊断流程

Noninvasive Diagnostic Work-up

Uwe Kehler

李德岭 译

评估患者病史

临床检查

小结

诊断流程总是从病史和体格检查开始，但是，体格检查仍然非常主观，而且非常依赖进行查体医师的水平[1]。步态和神经心理测验可以做到客观，对症状进行评分可以更好地进行随访观察以及与患者间的比较。当然，对于特发性正常压力脑积水（NPH）影像学也非常重要，相关内容将会在第7章介绍。

"对于该问题没有普遍获得接受的标准"，这条摘自特发性NPH指南的观点同样适用于评价特发性NPH的诊断流程。有多项关于步行、平衡和神经生理评估的测验（对尿失禁患者可以少一些），但对于哪项更有利于诊断及哪项更有助于评价治疗效果，目前尚无共识。同尿失禁及痴呆相比，因为步态改变对诊断性腰椎穿刺和分流的反应更明确及迅速，所以步态检查在评估诊断性腰椎穿刺和分流的效果上有比较高的临床价值。

不同科室会使用不同的检查，比较起来很困难。许多检查都非常耗时，限制了其常规日常应用。然而，为了获得科学的评估，做这些检查是值得的，通过这些我们可以更好地了解检查结果与特发性NPH的关联，也可以更深入理解特发性NPH疾病本身。一些检查结果看起来仅仅是稍微偏离了正常水平，但其他检查结果可能会出现特发性NPH的特异性改变。一些检查仅在能有效配合的患者中才能做。步态检查显然是需要患者具有一定活动能力的，神经心理检查也需要一定的合作，这对那些严重痴呆的患者是不能使用的。

诊断性检查的正常值经常被质疑，因为他们是对于没有合并症的健康患者而言的：年龄80岁的髋关节病或帕金森病患者正常步行速度是多少？如果患者同时有宾斯旺格病，其心理测验正常值是多少？即使有这些检查，对每个患者进行随访以评估诊断和治疗效果仍然是很重要的。

即使医师做检查的经验很丰富，也会经常出现由于症状很轻微而难以发现差别，因此必须充分考虑来自患者本人以及非常了解其生活状态亲属的描述。随访期间，这些信息在客观检查不能发现任何明显差别时会扮演特殊的角色。

诊断需要以患者的病史为基础，并完成评价步态异常、尿失禁和精神损害的临床检查。

一、评估患者病史

任何疾病都需要完整地采集病史。若怀疑NPH，则询问必须更详细，需要获得完整的症状描述。患者和／或亲属应该描述症状和主诉。应主动询问小便情况，因为患者经常因为羞于启齿而不会提及。另外，应评估神经心理状态，这时与患者的家属面谈会尤其重要，因为他们可能会察觉患者行为、记忆和专注度－注意力改变，而这些信息可能与患者本人的描述不同。随着病情进一步发展，尤其是出现了痴呆，从亲属那里获得更多的信息就变得非常重要。除了主要症状，应询问关于NPH的非特异症状，如头痛、头晕和睡眠增加。医师还必须明确有无其他诊断的可能性及是否存在合并症。

二、临床检查

对患者进行临床检查应集中于典型的 NPH 三联征，并完整描述检查发现。这需要通过进行步态和神经心理测验来对异常进行定量。下面介绍一些被广泛应用、临床价值和实用性争议较少的检查。

（一）评估步态异常

步态异常是特发性 NPH 最重要的临床特征，也是治疗后改善最明显的症状。经常腰椎穿刺试验之后的仅数小时就能观察到较明显的改善。因此，步态不仅是 NPH 严重程度的敏感指标，还是评价腰椎穿刺和分流效果的敏感指标。随访期间步态异常情况加重，则需考虑分流失败，应进行新的检查。由此可见详细的异常步态描述并做到定量和评分，是非常重要的。

步态描述

医师对步态的描述可能是缓慢、步基宽、不规则和拖脚走（见上文），像这样的描述会增加对 NPH 的怀疑，所有描述应记录在患者病历上。但是，单纯的描述毕竟是主观的，不足以发现轻微的异常（如腰椎穿刺试验后）。另外，描述的质量非常依赖于进行检查的医师，难以和其他检查者的描述比较。因此，对检查后描述的语言必须使步态异常可测量、可比较。下面介绍一些测验和步态的描述。

（1）步长

评价步长的一个方法是用步长比上患者的脚长（如步长 =1/2 脚长）。这是一个比言语描述更客观的指标。但是，这个值变动较大，因而仅可作为其他检查的补充。

（2）180°/360°转身

请患者以最少的步伐数完成 180° 或 360°转身。正常值：180°需 2~3 步，360°需 4~5 步。如果患者能理解这项任务，这将会是随访期间一项很好的、易重复、完成快的检查，不受医师水平影响。

（3）步速（10 m）

测定正常行走完成 10 m（可在诊室地上标出）距离所需要的时间（和步数），这是一个很好的可重复指标，但在一些地方很难进行该检查（如诊室狭小，没有足够空间）。

（4）起身 - 步行耗时试验

请坐着的患者起身离开其椅子，步行 3 m 后转身，然后回到椅子再坐下。正常耗时应小于 10 秒。这是一个包含不同动作的复杂任务，可重复，优于单纯测量步速[2]。

（5）用录像记录正常步态、转身或起身 - 步行耗时试验

可用录像记录下步行和其他的不同任务，这样就能无限重复地观察做出分析，或在更晚些时候进行分析，并且通过录像能测定不同任务的完成时间。

录像是有价值的，尤其对于观察腰椎穿刺试验或治疗后检查步态的细微差别。由于录像的可重复性，比较腰椎穿刺和分流与其他干预的效果差别是可行的，并且不受医师水平的影响。其缺点是费时，但确实较可靠。

所有进行起身 - 步行耗时试验的患者都应常规录像。即使每日临床常规中没有足够时间完成这些，转身、步速和起身 - 步行试验仍然是步态评估的可靠方法。

（二）评估尿失禁

事实上，尿失禁患者可能会感到害羞，这时医师的任务是获得关于泌尿系统问题的适当病史。必须询问尿频、尿急和尿失禁的

问题以及大便失禁的情况，这些对于了解膀胱和肠道的问题是必须的。

神经和泌尿系统检查应排除其他导致尿失禁的原因，如马尾综合征、泌尿系统感染等。

（三）神经心理检查

有多个不同的神经心理检查可用，临床工作中还有很多原始测验的改良版。但哪个测验对发现、测定和随访精神障碍最有价值，目前尚无共识。严格的神经心理检查很耗时，医院里常规进行不切实际。但出于科学目的，值得进行严格的神经心理检查以了解更多关于特发性 NPH 的神经心理病理情况。另外，神经心理检查中的一些项目可以开发成更简短的常规检查。

对于多文化或多语言环境下的常规检查，要求检查需独立于语言或存在多语版本，这样才不会排除少数特别患者。由于神经心理专家较少，检查必须足够简单，才能由全科医师完成。

特发性 NPH 患者中，"简易精神评价测验量表（mini mental state examination, MMSE）"（见下文）被广泛应用，但该量表检测的是皮层性痴呆而非皮层下痴呆（特发性 NPH 中出现），因而对特发性 NPH 特异性较差。但 NPH 患者的 MMSE 评分明显比健康人低，且在分流手术治疗后出现明显改善[3, 4]。其他心理检查在发现特发性 NPH 的症状上的选择性可能更强（如单纯反应时间、钉板检查、Stroop 检查、数字广度检查、连线检查）。对于 MMSE、反应时间、钉板检查、数字广度检查、Rey 听觉词语学习检查和 Stroop 检查，特发性 NPH 患者的表现会明显比健康人差，而且分流手术治疗后会明显改善[3, 4]。当然还有许多其他可能更适

合的检查，但上述检查相对易行，有可能可以广泛应用于特发性 NPH 患者。下面介绍一小部分可以由医务工作者实施、用于评估 NPH 的检查。表 6-1 是这些测验的描述。

1. MMSE

MMSE 由 Folstein 等发明，可能是应用最普遍的神经心理检查[5]。该量表能筛查认知损害，评价时间和地点定向力、注意力、专注度、计算力、语言、短期记忆和完成简单任务的能力（图 6-1）。MMSE 有多种不同语言的版本[6]。

该量表的评分范围是 0~30 分，25~27分提示轻度认知损害，24 分或更低则提示存在很高概率的认知损害。

完成 MMSE 几乎不费力，仅需 10~15 分钟。MMSE 可以用于筛查及随访特发性 NPH患者，尽管它不是为皮层下痴呆（特发性NPH 的痴呆类型）而设计。分流治疗能显著改善特发性 NPH 患者的 MMSE 评分。尽管有人批评将 MMSE 用于特发性 NPH（"神经心理检查的伪行"），但 MMSE 确实在特发性NPH 的诊断和治疗上有稳固的一席之地。

表 6-1 部分可用于评价 NPH 患者的神经心理测验及其常规应用的可行性

测验	完成耗时 (min)*	评价 NPH 的有效性	每日常规应用的可行性
MMSE	10-15	+	++
钉板检查	5-10	+	++
RAVLT	> 30	+	−
数字广度检查	5-10	+	±
TMT	10	±	+
Stroop 检查	10	+	+

缩写：MMSE，简易精神评价测验量表；NPH，正常压力脑积水；RAVLT，Rey 听觉词语学习检查；TMT，连线检查。

*：包括患者教育时间。

	任务	最高分
1	现在是：_年_月_日，季节_日期 _____	5
2	我们所在的：国家__州__镇__医院__楼层__	5
3	说出三个物体名字（苹果，便士，桌子），每个词花 1 秒读，然后让患者重复这三个词。重复这个任务直至患者学会全部三个词，最多尝试六次。评分基于第一次尝试	3
4	连续减 7：从 100 减 7 开始，结果再减 7，一共减五次。患者计算正确的次数即为得分	5
5	让患者重复任务 3 中的三个物体名字	3
6	指向一支笔和一块表，让患者说出被指物体的名字	2
7	让患者重复"没有如果、和或者但是"，只能试一次	1
8	让患者跟从下述的 3 阶段指令："用你的右手拿起纸，对折，把纸放到地上。"	3
9	让患者说："闭上你的眼睛"，并闭眼	1
10	让患者写一句句子，内容自己定	1
11	让患者照着画出下面的重叠五边形图形设计	1
总分		**30**

任务 11 的图形设计：

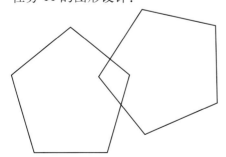

图 6-1　简易精神评价测验量表（MMSE）。30 分表明认知功能正常，低分提示认知功能严重受损。MMSE 检查的结果可能受其他疾病影响，尤其是抑郁。曾被 Strauss 等改良 [6]

2. 钉板检查

钉板检查（Lafayette Instrument Co., Lafayette，IN，USA）测试的是眼 – 手协调能力、运动速度 [6] 和专注度（图 6-2）。所用钉板有 25 个孔和位置不同的插槽，而插入钉 / 针在一侧有嵴，使得每根钉 / 针只能插入一个对应的孔，而且须旋转到正确方向上。患者应以最快速度、按直线从左到右地用优势手将钉子插入。测定完成这项任务的时间。检查时也可以再用非优势手完成，但这额外的测试对评价特发性 NPH 患者似乎并不是那么重要。（戴眼镜的患者在测试期间应继续戴着自己的眼镜）。完成情况受年龄影响，但目前还没有高龄老年人的准确正常值（大于 70 岁）。

正常值由制造商提供。完成测验需要的时间是 5~10 分钟，包括患者教育和（仅用优势手）完成任务。记录下患者完成任务的时间，便于后期随访。植入分流管的患者会在治疗后出现显著改善的检查表现 [4]。这项检查简单、省时，适用于患者的常规评价以及分流术后随访。

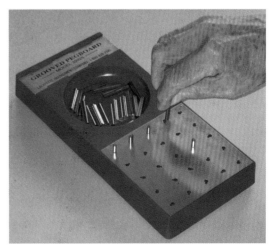

图 6-2　钉板检查。要求患者用优势手以最快速度将所有钉子从左到右放入插孔中，测量耗时

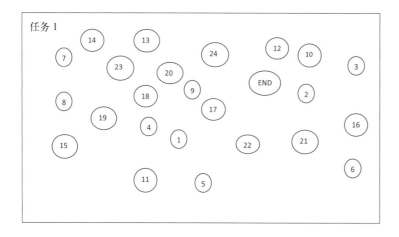

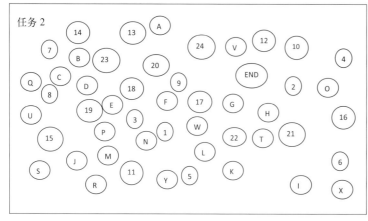

图6-3 连线检查。任务1：从1到2画线连接，从2到3，依此类推直到END，铅笔不能离开纸面，测定耗时。任务2：画线连接数字和字母，从1到A，从A到2，从2到B，依此类推直到END，铅笔不能离开纸面，测定耗时

3. Rey 听觉词语学习检查

Rey 听觉词语学习检查评价词语学习和记忆能力。从最常用的词语中[6]选出15个（第一组）大声念出来，患者必须能回忆起这些词语。重复五次同样的试验，即再次以同样的顺序念出那些词语，接着是自由回忆测验。第五次试验后（RAVL 1~5），患者大声念出15个不同词语，然后回忆第二组词语。接着回忆第一组词语，但不念出来。20分钟后患者再次回忆第一组词语。

可见，这项测验专门测试记忆和学习能力，非常容易完成。由于非常耗时（多于30分钟），因此不适合常规使用。

4. 数字广度检查

数字广度检查是 Wechsler 成人智力量表 Ⅲ（Wechsler Adult Intelligence Scale Ⅲ，WAIS-Ⅲ）的一个子测验，主要评价短期和工作记忆[3]。受试者依靠记忆从头及从尾复述一排数字，能成功完成的最长数字组的数字个数即为检查评分[3]。该检查能和WAIS-Ⅲ的其他子测验联合，但这时需要由神经心理测验专员实施。

5. 连线检查

连线检查能检测注意力、速度和思维灵活性（图6-3）[6, 7]。任务1中，患者用铅笔画一条线，将随机摆放的圆圈按里面数字的顺序连起来。任务2中，患者必须将顺序被改变的数字和字母连起来。测定完成任务的时间。患者表现受年龄影响，对于60~80岁年龄段人群，完成任务1耗时70百分位为

26~39 秒，完成任务 2 的则为 62~96 秒[6]。该检查简单，很快就能完成，因而适合常规应用。

6. Stroop 检查

Stroop 检查有许多版本，导致直接比较很难。瑞典版的 Stroop 检查分两部分：首先，患者必须给 100 个长方形的颜色命名[8]（颜色命名；图 6-4）；第二部分，患者必须将 100 个词语的实际字体颜色读出来，而字体颜色与词语本身表达意思不符（干扰情况；图 6-5）。测定完成每个任务需要的时间（以秒计）以及完成两个任务的时间差。

这个测验能"反映在干扰情况下选择做出正确反应需要的额外时间"[4]。参考值为正常人需要 67 秒进行颜色命名，干扰任务需要 128 秒，而反应选择需要 62 秒。

Stroop 检查易进行，持续时间少于 10 分钟。因此，该测验适合临床常规应用。

三、小结

医师应有一些不那么费时费力、能常规应用且有效、客观的检查来发现和随访特发性 NPH 患者。所有评价步态异常和精神障

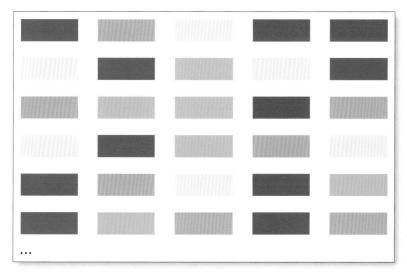

图 6-4 Stroop 检查（颜色命名测验）。患者必须给每个长方形的颜色命名，记录完成任务时间

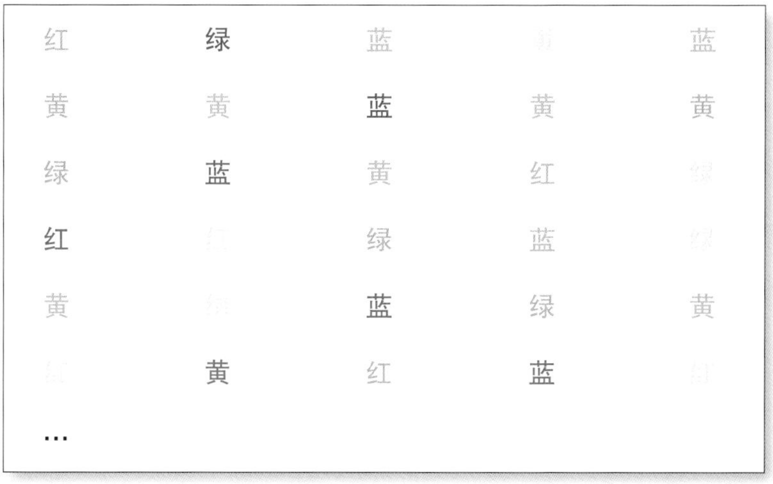

图 6-5 Stroop 检查（干扰情况）。患者必须给每个字体（不是字意本身）的颜色命名，记录完成任务时间

碍的检查都是值得进行的，因为它们能够将特发性 NPH 患者的功能缺陷具体化，对患者随访期间的评价有重要意义。但是，由于步态对脑脊液释放和分流的反应更快速、更显著，因此步态评估在临床中的角色更重要，尤其用于诊断和评价分流手术后的效果。但应评价所有症状以完整描述特发性 NPH 患者的全貌。

为了能在治疗前后恰当地评估特发性 NPH 患者，应常规进行能够结论性诊断步态和神经心理情况的检查，另外还需要详细地采集病史和体格检查。根据笔者的经验，360°转身、起身 - 步行耗时检查、MMSE 和钉板检查的可行性是经过证实的；当然，其他检查可能也有类似的价值。上文描述的神经心理检查仅仅是某些检查的缩略版，普通医师即能实施，而不需要神经心理学专家。

参考文献

[1] Relkin N, Marmarou A, Klinge P, Bergsneider M, Black PM. Diagnosing idiopathic normal pressure hydrocephalus. Neurosurgery 2005; 57 Suppl: S4–S16, discussion ii–v

[2] Podsiadlo D, Richardson S. The timed "Up & Go": a test of basic functional mobility for frail elderly persons. J Am Geriatr Soc 1991; 39: 142–148

[3] Hellström P, Edsbagge M, Archer T, Tisell M, Tullberg M, Wikkelsø C. The neuropsychology of patients with clinically diagnosed idiopathic normal pressure hydrocephalus. Neurosurgery 2007; 61: 1219–1226, discussion 1227–1228

[4] Hellström P, Edsbagge M, Blomsterwall E et al. Neuropsychological effects of shunt treatment in idiopathic normal pressure hydrocephalus. Neurosurgery 2008; 63: 527–535, discussion 535–536

[5] Folstein MF, Folstein SE, McHugh PR. "Mini-mental state". A practical method for grading the cognitive state of ptients for the clinician. J Psychiatr Res 1975; 12: 189–198

[6] Strauss E, Sherman EMS, Spreen O. A compendium of neuropsychological tests. 3rd edition, Oxford University Press, 2006

[7] Partington JE, Leiter RG. Partington's Pathway test. The Psychological Service Center Bulletin 1949; 1: 9–20

[8] Hellström P, Scharin M. Stroop, the bewildering effect. [in Swedish] Svensk Neuropsykologi 2001; 13: 12–15

第 7 章

影像学
Imaging

Johannes Lemcke

李德岭 译

在早期，必须用有创的方法才能评估特发性正常压力脑积水（NPH）的脑室体积。现在，我们尽量不依靠有创的方法来进行完整诊断。尽管一些有前景的方法已被开发出来，但对特发性 NPH 进行无创的完整诊断仍没有实现，同样的困难也存在于特发性 NPH 患者的随访以及治疗出现并发症的时候。

本章的目的在于描述可选检查的范围，以避免可能的侵袭性诊断方法。

一、CT 检查

进行 CT 检查仍然是特发性 NPH 诊断和随访的常规检查。即使用一台年代久远、单层的 CT 机仍然能够提供脑室系统构型的全部信息。进行一次 CT 扫描仅需几分钟，而且 CT 机目前已经很普及。

诊断特发性 NPH 时应用 CT 的主要目的是明确是否存在脑室系统扩张，因为脑室扩张是特发性 NPH 的关键特征。次要目的是排除以下可能：

• 不是特发性 NPH，但可以产生类似症状的其他情况。

• 其他可以产生脑积水的情况（继发性脑积水）。

• 手术禁忌证存在。

二、脑室大小和形状的主观评价

对于这个问题可以使用很多种不同的评价方法，实际上任何有经验的神经外科医师都可以声称自己可以仅看 CT 扫描结果，无需借助测量设备，就能确定脑积水的程度。尽管这种方法不客观，但实际上主观评价的结果并不是完全不可靠[1]。

根据我们的经验，特发性 NPH 患者的典型 CT 扫描结果是脑室扩张、呈疏松块状，其中额角的扩张程度甚于枕角。第三脑室扩张，但仍为卵圆形。脑外蛛网膜间隙和脑沟大幅扩张并不是典型表现。有一些标准被发展成了全身检查评价，但它们不能可靠地预测患者对治疗的反应情况如何[2, 3]。

三、脑室大小指数

特发性 NPH 患者的放射学评价要求患者不同时期由不同检查者完成放射学扫描应具有可比性。因此，必须有一个指数来定义脑室大小。

用于评价特发性 NPH 患者脑室大小的不同指数各有优势，但也有各自的缺陷。所有检查者坚持使用同一个指数就很重要。

（一）Evans 指数

Evans 指数由美国密歇根州（Michigan）底特律（Detroit）放射学家 William A. Evans 于 1942 年发明[4]。在那个时候，标准的诊断方法是脑造影术。为了适应 CT 的出现，如今该指数的定义发生了变化：CT 扫描的侧脑室中央部的截面中，双侧脑室额角的最宽距离比上两侧颅骨内层板障之间的最大横向距离。这个指数应用广泛、容易计算，无需获取其他特别的数据。共识认为，Evans指数 > 0.3 表明存在脑积水。Evans 指数直接反映额角增大的情况，我们认为这是特发性 NPH 患者脑室形态最特异的改变。该指数的缺点在于该数值可能是因为采用不同的机架角 CT 扫描，而使得结果不能比较[5]，因为此时双侧颅骨内层板障之间的横向距离会随截面位置改变而改变。CT 和 MRI 由于机架角不同也会产生同样的问题。

（二）其他指数

至今提出并发表了多个针对不同脑积水形式的评价指数，但没有一个被广泛应用于特发性 NPH 患者的评估。所有指数都有各自的优缺点。对于一个诊所或科室内的交流，最重要的是所有同事应用同一个大家均熟悉的指数。对于科学出版，必须应用 Evans 指数。

（三）第三脑室直径

为了鉴别特发性 NPH 和一些难以检测的功能性导水管狭窄，注意第三脑室的宽度以及第三、第四脑室的宽度比很重要。由于这类病例罕见，必须对患者进行个体化的检查。我们认为，对于特发性 NPH 患者，包含第三脑室宽度的评价指数不是必须的（表7-1）。

表 7-1　评价脑室扩张的指数

指　数	图　像	计　算	优　点	缺点 / 陷阱
Evans 指数[4]		Evans 指数 =a/b	• 应用广泛 • 容易计算	• 机架倾斜会影响结果 • CT 和 MRI 间不具有可比性
额 – 枕角比，等同于额角枕角比值和[6-8]（FOR, FOHR）		FOHR=(a+c)/2b	• 容易计算 • CT 和 MRI 间可比	• 由于枕角增宽与特发性 NPH 发病机制无关，因而与特发性 NPH 相关度低
额角比[9]（FHR），等同于双额指数（BFI）[10]		FHR=a/b	• 容易计算 • CT 和 MRI 间可比	• 特发性 NPH 中应用非常少

指　数	图　像	计　算	优　点	缺点／陷阱
双尾比（BCR）[11, 12]		BCR=a/b	•容易计算 •CT 和 MRI 间可比	•特发性 NPH 中应用非常少
第三脑室侧裂比（3VSFR）[9]		3VSFR=(a + a')/b	•容易计算 •CT 和 MRI 间可比	•特发性 NPH 中应用非常少
第三脑室大脑比（VBR3）[9]		VBR3=A*A'/B*B'	•CT 和 MRI 间可比	•特发性 NPH 中应用非常少 •计算复杂

缩写：CT，计算机断层成像；特发性 NPH，特发性正常压力脑积水；MRI，磁共振成像。

四、MRI/ 相位对比 MRI

与 CT 相比，MRI 具有一些优势，因为 MRI 存在以下可能：

• 在导水管区检测到一些特殊情况（如膜），从而解释功能性狭窄。

• 检测导水管内是否有脑脊液流动。

一般来说，CT 作为术前影像学检查已足够，而且评价脑室宽度时结果可与术后 CT 比较。如果术前 CT 发现侧脑室和第三脑室体积不匹配，或第三、四脑室体积不匹配，那么还应做 MRI。这种情况下，可能会很有趣地发现导水管功能性狭窄的原因，为进行内镜操作提供可能性。由于为梗阻性脑积水的患者做分流并不会犯错，因而侧脑室和第三脑室增大而第四脑室正常的患者并不是必须要进行 MRI 检查。当然，如果怀疑第四脑室"塌陷"，MRI 就很重要，因为病情可能会因为分流手术后加重。

看起来导水管脑脊液流动与特发性 NPH 的病理生理有很紧密的联系，有人尝试基于这种联系开发可靠的诊断工具。导水管脑脊液流速提高的原因是：特发性 NPH 患者中，基底动脉僵硬，脑动脉血流在进入毛细血管前不再是层流。相应的，脑室周围脑实质随着血流而搏动。为了平衡这种脑实质搏动，脑脊液被强制地随着每次心跳流出经过导水管。这种脑脊液流动可以用功能 MRI 测定，单位为毫升每心博或毫升每秒[6-21]。通过我们自己研究小组的成果[22]，我们提出了把阈值设定为 24.5 ml/s 以发现特发性 NPH 患者。但我们还发现，这个参数不适用于所有患者。目前认为，检测导水管脑脊液流动并不是一个确定分流手术适应证的可靠方法（图 7-1）。

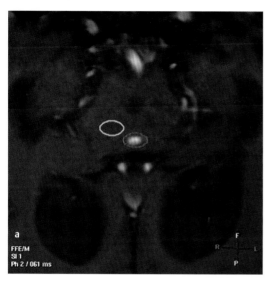
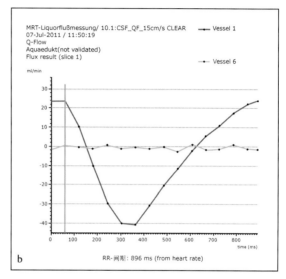

图 7-1　（a 和 b）利用相位对比 MRI 测定导水管脑脊液流动

五、弥散张量成像

一方面，弥散张量成像（diffusion tensor imaging，DTI）是功能 MRI 一个非常重要的领域，可能在将来做到无创性诊断特发性 NPH。另一方面，DTI 或许能帮助我们阐明特发性 NPH 的病理生理作用。但目前该方法在诊断特发性 NPH 中的作用还未确定，不能作为决定进行分流手术的唯一依据。

Hattingen 等[23]曾报道特发性 NPH 患者脑室周围白质发生了特殊的微结构变化。Lenfeldt 等[24]推测前额白质改变可能会影响额叶皮质和基底节的信号传导，从而干扰运动计划过程。Kim 等[25]能利用 DTI 鉴别出对分流治疗有反应的特发性 NPH 患者和阿尔茨海默病患者，他们发现特发性 NPH 患者内囊后肢的一些特殊改变（各向异性分数更高）或许可以解释患者的步态异常。Hong 等[26]发现海马发生了微结构改变，这或许可以解释特发性 NPH 患者的记忆减退。

六、多频磁共振弹性成像

磁共振弹性成像是另一项新兴的技术，未来可能会用于诊断特发性 NPH。将 MRI 头架连接到一个能诱发头部机械振动的振动发生器，在做 MRI 扫描时能将大脑的弹性可视化。

Sack 的工作团队[27, 28]观察到脑室系统附近组织的黏弹性（剪切弹性模量）显著降低，这项发现虽然很有前景，但还不能用于临床实践，也不能阐明特发性 NPH 的病理生理（图 7-2）。

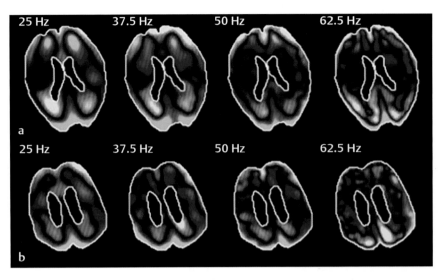

图 7-2 顶行：傅里叶分解后的波形图（真实部分）。震动频率如每张图左上角所示：蓝色表示振动朝向读者，而红到黄色表示振动朝向图像平面下方。（a）健康志愿者（女性，72 岁）；（b）NPH 患者（女性，70 岁）[27]

七、术后即刻影像

手术结束立即进行影像学检查是为了明确：

- 脑室导管放置正确。
- 没有脑内出血。
- 分流后脑室大小。
- 腹腔导管放置正确。
- 如果用的是可编程瓣膜阀门，需初始化设置阀门。
- 如果放置了重力垂，须处于垂直位。

根据笔者经验，上述信息都可以通过 CT 平扫和普通腹部双平面 X 线片获得。腹腔导管是否位于腹腔内，还可以通过超声成像确定。应用超声的优点是减少放射暴露，但缺点是很多情况结论不确定。

如果植入的是小型编程阀门（例如，CODMAN MEDOS 编 程 阀 门，Codman，Johnson & Johnson company，Raynham，Massachusetts，United State），那么阅读 CT 影像得到的结论就不是很可靠。这种情况下，必须进行颅骨的普通侧位 X 线片检查。

手术后常规地立即进行 MRI，与 CT 比较，除了减少放射暴露，没有其他优势，而且会增加阀门设置被无意改变的风险。

八、用于常规随访的影像检查

特发性 NPH 患者的常规随访，在分流术后第一年内应进行 CT 扫描，合适的随访时间是分流术后第 3、6 和 12 个月[29, 30]。之后的随访应以年为单位。对于术后 12 个月之后的随访，多数作者认为，只要患者的临床症状没有出现严重改变，则不需要做 CT 扫描[31]。在重力阀时代，脑室系统大小不变或仅出现轻微改变不能作为治疗失败的证据。Meier 等[32, 33]发现植入重力阀的分流手术后，脑室大小不变或轻微改变的患者结局优于脑室显著减小的患者。

九、普通 X 线片 / 阀门设置

编程阀门已经在特发性 NPH 治疗中被广泛应用。阀门设置会因具体临床情况不同而有很多种可能，精准地控制阀门是很重要的（表 7-2）。

表 7-2 应用影像学手段调节编程阀门

阀门类型	MRI 安全限	CT 图像	普通 X 线片	荧光透视	调节模式图
Aesculap MIETHKE proGAV（新版）	3T 时仍稳定				
Aesculap MIETHKE proGAV（老版）	3T 时仍稳定				
Aesculap MIETHKE proSA	3T 时仍稳定				
CODMAN MEDOS 编程阀门	做 MRI 后需重新设置				
CODMAN CERTAS	3T 时仍稳定				

（续表）

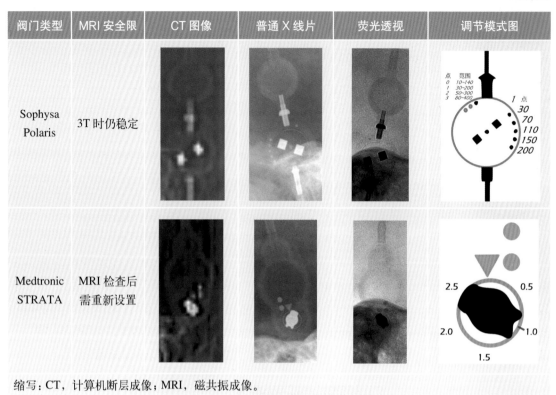

阀门类型	MRI 安全限	CT 图像	普通 X 线片	荧光透视	调节模式图
Sophysa Polaris	3T 时仍稳定				
Medtronic STRATA	MRI 检查后需重新设置				

缩写：CT，计算机断层成像；MRI，磁共振成像。

十、利用影像学发现并解决分流失败问题

怀疑分流失败的情况下，会假设很多可能的原因。有经验的外科医师仅需要很少的检查就能准确判断失败原因。发现分流失败的临床处理将会在第 15 章详述。

几乎每个非感染性分流并发症都会导致过度引流或引流不足。相应的，与此前的普通头颅 CT 比较，就能判断分流引出了过多还是过少的脑脊液。

过度引流患者的平扫 CT 较前一次检查，可以见到脑室缩小。如果这种情况出现在放置了重力阀的患者，要更加重视。另外，硬脑膜下水囊瘤或血肿是过度引流的一个标志。

引流不足的典型表现是与之前的头颅 CT 相比脑室系统增大。

（一）过度引流

导致过度引流的分流失败有四种情况，可以通过放射学手段检测：

（1）邻近阀门的分流管连接中断，脑脊液绕过阀门从它和周围结缔组织的间隙流走。

（2）强大的磁场或机械力使编程阀门崩解。

（3）球 - 锥阀门内形成脑脊液结石，导致阀门永久性开放。

（4）重力阀植入方向与躯体长轴的角度不正确，导致阀门永久开放（图 7-3）。

（二）引流不足

导致分流失败后出现引流不足的可能性

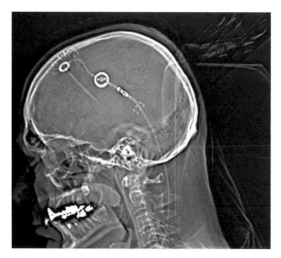

图 7-3 重力阀与躯体形成了不正确的角度

有无数种，这些可能性都可以通过放射学手段鉴别。从原理上来说，所有类型的梗阻、移位、连接中断和导管缠结，都可以导致引流不足这个并发症。

简单地通过 CT 就能发现脑室导管移位。顺着分流管线做 X 线片检查，就能判断分流系统的完整性。

分流管位置正确，无任何移位，这并不能确保分流系统功能正常，这时可能需要侵入性的功能影像检查。

有两种办法完成分流显像：用核素[34]或对比剂。虽然我们从未见过有特发性 NPH 患者因做分流显像而感染，但这种危险是显而易见的。因此，分流显像应在无菌条件下进行。残留阀门的前室被小导管穿入后，注射对比剂，正常情况下，对比剂在近端应能到达脑室，在远端能到达腹腔内间隙。我们应考虑到一个事实，即使分流造影证实分流系统"开放"，分流系统内仍可能存在对脑脊液流动的非生理性阻挡（例如，阀门设置不当或部分梗阻；图 7-4）。

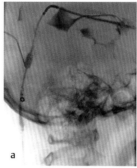
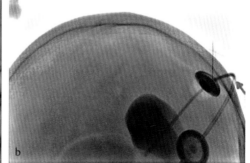

图 7-4 对比剂分流造影显示脑室腹腔分流通畅（a）或梗阻（b）

参考文献

[1] Mann SA, Wilkinson JS, Fourney DR, Stoneham GW. Comparison of computed tomography 3-dimensional volumetric analysis of ventricular size to visual radiological assessment. J Comput Assist Tomogr 2009; 33: 789–794

[2] Wikkelsö C, Andersson H, Blomstrand C, Matousek M, Svendsen P.Computed tomography of the brain in the diagnosis of and prognosis in normal pressure hydrocephalus. Neuroradiology 1989; 31: 160–165

[3] Chatzidakis EM, Barlas G, Condilis N et al. Brain CT scan indexes in the normal pressure hydrocephalus: predictive value in the outcome of patients and correlation to the clinical symptoms. Ann Ital Chir 2008; 79: 353–362

[4] Evans WA. An encephalographic ratio for estimating ventricular enlargement and cerebral atrophy. Arch Neurol Psychiatry 1942; 47:931–937

[5] Toma AK, Holl E, Kitchen ND, Watkins LD. Evans' index revisited: the need for an alternative in normal pressure hydrocephalus. Neurosurgery 2011; 68: 939–944

[6] Bateman GA. Magnetic resonance imaging quantification of compliance and collateral flow in late-onset idiopathic

aqueductal stenosis: venous pathophysiology revisited. J Neurosurg 2007; 107: 951–958

[7] Bateman GA, Loiselle AM. Can MR measurement of intracranial hydrodynamics and compliance differentiate which patient with idiopathic normal pressure hydrocephalus will improve following shunt insertion? Acta Neurochir (Wien) 2007; 149: 455–462, discussion 462

[8] Bateman GA, Levi CR, Schofield P, Wang Y, Lovett EC. The pathophysiology of the aqueduct stroke volume in normal pressure hydrocephalus: can co-morbidity with other forms of dementia be excluded? Neuroradiology 2005; 47: 741–748

[9] Bateman GA. Pulse-wave encephalopathy: a comparative study of the hydrodynamics of leukoaraiosis and normal pressure hydrocephalus. Neuroradiology 2002; 44: 740–748

[10] Bateman GA, Brown KM. The measurement of CSF flow through the aqueduct in normal and hydrocephalic children: from where does it come, to where does it go? Childs Nerv Syst 2012; 28: 55–63

[11] Bateman GA, Stevens SA, Stimpson J. A mathematical model of idiopathic intracranial hypertension incorporating increased arterial inflow and variable venous outflow collapsibility. J Neurosurg 2009; 110: 446–456

[12] Bradley WG. MR prediction of shunt response in NPH: CSF morphology versus physiology. AJNR Am J Neuroradiol 1998; 19: 1285–1286

[13] Edelman RR, Wedeen VJ, Davis KR et al. Multiphasic MR imaging: a new method for direct imaging of pulsatile CSF flow. Radiology 1986; 161: 779–783

[14] Mascalchi M, Arnetoli G, Inzitari D et al. Cine-MR imaging of aqueductal CSF flow in normal pressure hydrocephalus syndrome before and after CSF shunt. Acta Radiol 1993; 34: 586–592

[15] Mase M, Yamada K, Banno T, Miyachi T, Ohara S, Matsumoto T. Quantitative analysis of CSF flow dynamics using MRI in normal pressure hydrocephalus. Acta Neurochir Suppl (Wien) 1998; 71: 350–353

[16] Miyati T, Mase M, Banno T et al. Frequency analyses of CSF flow on cine MRI in normal pressure hydrocephalus. Eur Radiol 2003; 13:1019–1024

[17] Poca MA, Sahuquillo J, Busto M et al. Agreement between CSF flow dynamics in MRI and ICP monitoring in the diagnosis of normal pressure hydrocephalus. Sensitivity and specificity of CSF dynamics to predict outcome. Acta Neurochir Suppl (Wien) 2002; 81: 7–10

[18] Schroth G, Klose U. MRI of CSF flow in normal pressure hydrocephalus. Psychiatry Res 1989; 29: 289–290

[19] Scollato A, Tenenbaum R, Bahl G, Celerini M, Salani B, Di Lorenzo N. Changes in aqueductal CSF stroke volume and progression of symptoms in patients with unshunted idiopathic normal pressure hydrocephalus. AJNR Am J Neuroradiol 2008; 29: 192–197

[20] Sharma AK, Gaikwad S, Gupta V, Garg A, Mishra NK. Measurement of peak CSF flow velocity at cerebral aqueduct, before and after lumbar CSF drainage, by use of phase-contrast MRI: utility in the management of idiopathic normal pressure hydrocephalus. Clin Neurol Neurosurg 2008; 110: 363–368

[21] Yoshihara M, Tsunoda A, Sato K, Kanayama S, Calderon A. Differential diagnosis of NPH and brain atrophy assessed by measurement of intracranial and ventricular CSF volume with 3D FASE MRI. Acta Neurochir Suppl (Wien) 1998; 71: 371–374

[22] Al-Zain FT, Rademacher G, Meier U, Mutze S, Lemcke J. The role of cerebrospinal fluid flow study using phase contrast MR imaging in diagnosing idiopathic normal pressure hydrocephalus. Acta Neurochir Suppl (Wien) 2008; 102: 119–123

[23] Hattingen E, Jurcoane A, Melber J et al. Diffusion tensor imaging in patients with adult chronic idiopathic hydrocephalus. Neurosurgery 2010; 66: 917–924

[24] Lenfeldt N, Larsson A, Nyberg L, Birgander R, Eklund A, Malm J. Diffusion tensor imaging reveals supplementary lesions to frontal white matter in idiopathic normal pressure hydrocephalus. Neurosurgery 2011; 68: 1586–1593, discussion 1593

[25] Kim MJ, Seo SW, Lee KM et al. Differential diagnosis of idiopathic normal pressure hydrocephalus from other dementias using diffusion tensor imaging. AJNR Am J Neuroradiol 2011; 32: 1496–1503

[26] Hong YJ, Yoon B, Shim YS et al. Differences in microstructural alterations of the hippocampus in Alzheimer disease and idiopathic normal pressure hydrocephalus: a diffusion tensor imaging study. AJNR Am J Neuroradiol 2010; 31: 1867–1872

[27] Streitberger KJ, Wiener E, Hoffmann J et al. In vivo viscoelastic properties of the brain in normal pressure hydrocephalus. NMR Biomed 2011; 24: 385–392

[28] Freimann FB, Streitberger KJ, Klatt D et al. Alteration of brain viscoelasticity after shunt treatment in normal pressure hydrocephalus. Neuroradiology 2012; 54: 189–196

[29] Lemcke J, Meier U. Improved outcome in shunted iNPH with a combination of a Codman Hakim programmable valve and an Aesculap-Miethke ShuntAssistant. Cent Eur Neurosurg 2010; 71: 113–116

[30] Meier U, Lemcke J, Al-Zain F. Course of disease in patients with idiopathic normal pressure hydrocephalus (iNPH): a follow-up study 3, 4 and 5 years following shunt implantation. Acta Neurochir Suppl (Wien) 2008; 102: 125–127

[31] Klinge P, Marmarou A, Bergsneider M, Relkin N, Black PM. Outcome of shunting in idiopathic normal pressure hydrocephalus and the value of outcome assessment in shunted patients. Neurosurgery 005; 57 (Suppl): S40–S52,

discussion ii–v

[32] Meier U, Mutze S. Correlation between decreased ventricular size and positive clinical outcome following shunt placement in patients with normal pressure hydrocephalus. J Neurosurg 2004; 100: 1036–1040

[33] Meier U, Paris S, Gräwe A, Stockheim D, Hajdukova A, Mutze S. Is there a correlation between operative results and change in ventricular volume after shunt placement? A study of 60 cases of idiopathic normal pressure hydrocephalus. Neuroradiology 2003; 45: 377–380

[34] Kharkar S, Shuck J, Kapoor S, Batra S, Williams MA, Rigamonti D. Radionuclide shunt patency study for evaluation of suspected ventriculoperitoneal shunt malfunction in adults with normal pressure hydrocephalus. Neurosurgery 2009; 64: 909–916, discussion 916–918

第 8 章

有创诊断流程

Invasive Diagnostic Work-up

Johannes Lemcke, Ullrich Meier
李德岭 译

了解患者的第一步是完整采集病史，然后进行体格－神经检查。根据定义，做出脑积水的诊断必须有脑室扩张的证据。仅靠 CT 和 MRI 不能诊断特发性正常压力脑积水（NPH）[1-3]。根据 Børgesen 等[4]，还有 Tans 和 Poortvliet[5]，脑室大小与压力 - 体积指数、流出阻力及静息压力无关。因此，仅根据 CT 结果就决定给一名患者植入分流系统的做法是不可取的，而且 CT 脑池造影[6] 也不能保证准确诊断特发性 NPH。Børgesen 等[7] 认为 CT 脑池造影结果的假阳性率高达 60%。

临床中已经能利用功能 MRI 测定导水管脑脊液的流速[8]。利用二维相位对比技术进行研究，发现脑脊液流速大于 24.5 ml/min 诊断 NPH 的特异性达 95%，但是，这种无创诊断方法的缺点是敏感性低，仅仅为 46%，也就是说会获得很多假阴性的结果。其他无创诊断方法，例如单光子发射计算机断层显像、正电子发射计算机断层扫描和氙 CT[9]，可以帮助评价该病的病程，但对诊断没有帮助。

一、颅内压监测

首次描述特发性 NPH 临床特点时[10]，曾提到腰穿脑脊液压力为 180~200 mmH₂O。但是，通过腰穿来单次或多次测量脑脊液压力仅具有既往意义，因为这个值变化很大，不仅不同患者之间的差异大，同一个人在一天内也能发生较大变化。因此，短暂的颅内压测量不足以成为诊断方法。

很多流程图被用于指导 NPH 的诊断性调查[11, 12]，包括长时间监测颅内压（至少 24~48 小时，或 72 小时），然后分析和评价信号。除了要分析颅内压波，还包括脉搏波和呼吸波：波形分 A 波、B 波、C 波三种。颅内压波的振动频率为 0.5~3/min、振幅从数 mmHg 到 50 mmHg 不等的是 B 波。Gaab 等[13] 将 B 波与正弦型波和坡型波区分开，其中正弦型波是生理性的波形，在睡眠时出现；坡型波被认为是病理性波形。一些作者认为，连续颅内压监测期间发现 B 波活动增加可能是 NPH 发病过程产生的征象，分流治疗后应该会获得较好的效果。Kosteljanetz[14] 报道连续的颅内压监测会出现假阳性结果，66% 的患者被发现有 B 波，在后来的输液试验中，31% 的患者阻力提高。共 28% 的患者同时有 B 波和流出阻力病理性升高，38% 的患者仅有 B 波而没有流出阻力升高。

Brean 和 Eide[15, 16] 报道 90% 的 NPH 患者夜间睡眠时出现颅内压搏动波幅增大。另外，腰穿输液试验中，NPH 患者会出现颅内压波幅增大。两位作者都推测，腰穿输液试验中，颅内压波幅增大对分流手术效果的预测价值大于腰穿输液试验中发现流出阻力提高。Pfisterer 等[17] 认为，如检测到 B 波（多于 50%），应进行连续脑室内颅内压测量；如发现 B 波占 10%~50%，推荐进行腰穿脑脊液放液试验。Frank 等[18] 支持应用耳声发射这种无创方法测量颅内压，但是，这种方法在临床上用得并不多。

日本神经外科协会[19]和美国特发性 NPH 研究组[20]关于处理特发性 NPH 的指南中，颅内压监测和 B 波分析在特发性 NPH 的诊断流程中处于次要地位，支持证据为Ⅲ级。

二、腰穿输液试验

输液试验中，在输注人工脑脊液的同时测量颅内压。输注液体的流向与脑脊液相反。获得回归线的斜率代表了流畅程度，其倒数就是阻力[21, 22]。恒速输液试验的原理是往腰蛛网膜下腔或侧脑室输注人工脑脊液。利用输液泵使得输注速度恒定在 0.76~2 ml/min 之间。压力会被诱导升高，连续记录数值，在达到新的稳态后停止输液。在脑脊液压力达到了新的稳定值后，可认为再吸收速率等于输液速率。根据 Katzman 和 Hussey 的操作步骤[23]，完成需要 90~120 分钟，因为达到新的稳态就需要 40~60 分钟。与传统输液试验相比，Meier 等[24, 25]的动态输液试验不需要为了计算上述参数而等到新的平衡状态形成，利用回归分析，可以通过比较压力曲线的提高侧和降低侧计算出来。

回顾关于输液试验阳性预测因子的文献得出结论：流出阻力（R_{out}）>12.5 mmHg/（ml·min）作为一个预测因子，其敏感度为 98.5%，特异度为 62%，总体准确率为 86%。根据患者数超过 30 的多篇文献[26]，脑脊液动力学研究的敏感度在 56%~100% 之间，特异度在 50%~90% 之间。Kahlon 等[27]报道，输液试验的阳性预测值为 80%，假阴性率可高达 16%。

（一）流出阻力

流出阻力 [Torr/（ml·min）] 代表的是一次输液完成后压力下降的能力，通过 Hagen-Poiseuille 定律计算。脑脊液流出速度 Q（ml/min）与蛛网膜间隙和上矢状窦间的压力差（δ）p 成正比，与摩擦阻力 R 成反比。R 来自蛛网膜颗粒，部分来自蛛网膜下腔以及其他脑脊液流出的瓶颈部位[28]。

$$Q = \frac{p}{R} \text{（ml/min）}, \text{ 或 } R = \frac{p}{Q} \text{ [mmHg/（ml·min）]} \quad (1)$$

和测量颅内压一样，确定流出阻力也是分析脑脊液动力学病理变化最重要的参数。通过计算脑脊液流出阻力，可以定量地了解脑脊液再吸收过程或流出通道的异常程度。颅内压升高会伴随流出阻力增加，但根据 Børgesen 等[29, 30]的研究，这种联系并非线性。这种联系反映随着颅内压升高，脑脊液生成速率减慢。Tychmanowicz 等[31]在动物实验中观察到，颅内压升高伴随的流出阻力改变不是呈线性。低速率输液时，流出阻力能达到最大增幅，随着输液速率提高，可以观察到平台压上升而流出阻力减小（表 8-1）。

表 8-1 流出阻力的正常值

研究	流出阻力正常值 (mmHg/（ml·min）
Boon 等[42]	< 18
Børgesen 和 Gjerris[45]	< 12
Ekstedt[40]	< 6.6
Fuhrmeister[28]	< 3.8
Kahlon 等[27]	< 14
Meier 等[43, 44]	< 13
Shapiro 等[41]	< 2.8
Sklar[74]	< 10
Tans 和 Poortvliet[47]	< 13

怀疑患者有脑脊液动力学异常而进行诊断性探究时，由于应用了有创方法，几乎不可能获得流出阻力的正常值。到目前为

止，决定阻力的因素中有一个引起了少部分人的注意，即上矢状窦的压力。多数人认为，颅内压升高时，上矢状窦的压力是恒定的[32-36]。动物实验中，Love 等[37] 观察到颅内压升高时上矢状窦压力升高。在他们看来，这种压力升高的原因可以追溯为静脉塌陷。由于这个原因，为获得流出阻力需要测定的值会非常多，因为在计算中，静脉压力必然会影响流出阻力。Meier 等[38, 39] 的计算方法中，静脉窦压力会被直接体现在流出阻力的非线性过程。Ekstedt[40]、Fuhrmeister[28] 和 Shapiro 等[41] 分别在 1978 年、1985 年和 1980 年测定的流出阻力正常值都太低。这些值必须基于补充文献进行修正，正因如此，Boon 等[42]、Kahlon 等[27] 以及 Meier 等[43, 44] 的评价标准得到了肯定，他们的标准还结合了 Børgesen 和 Gjerris[45, 46] 以及 Tans 和 Poortvliet[47] 的研究结果。同时应注意较高的流出阻力正常值，正如 Boon 等[42] 所述，确实有较高的阳性预测值，但阴性预测值也很高。通过这个方法，太多处于初级阶段的特发性 NPH 患者会被排除掉。

测定流出阻力的方法有同位素稀释法[48]、恒速输液试验[23, 49]、灌注法[50, 51] 和弹丸式输液法[22, 52]。Marmarou 等[53] 的弹丸式输液法在技术上很简单，但数学公式很复杂，文献提供的阈值对于安全地评估脑脊液动力学非常不可靠[13]。弹丸式地往鞘内注射小体积液体会导致颅内压短暂升高，之后会出现压力呈指数下降。峰压必须超过静息压，注射的液体量必须多于颅内压生成[49]。应用这个方法，很多地方可能会出现错误，原因是条件被假设为线性，换句话说，即假设阻力和顺应性是恒定值[13, 49, 54]。比较弹丸式输液法和恒速输液法让人们意识到，那些已经获得的流出阻力数值之间仅存在很微弱的联

系[4, 36, 55-58]。通过弹丸式输液测得的值一般都低于恒速输液法获得的。因此，我们应用的是恒速输液法，这种情况下输液速度（流体恒速技术）或颅内 - 脊髓系统的压力（恒压技术）保持恒定[23, 28, 59-63]。流出阻力的计算方法是稳定状态压力（p_{ss}）减去输液起始时压力（p_0），再除以输液速度（I_{Inf}）[13]。

所谓的流出阻力计算方法"金标准"是：

$$R_{out} = \frac{P_{ss} - P_0}{I_{Inf}} \qquad (2)$$

这个计算方法即便是在国际范围也被认为是无可争议的，因而被称为"金标准"。Schmidt 等[64] 检验了脑室或腰穿输液试验和腰池 – 脑室灌注试验的可靠性和可重复性，发现这两个试验的关联性很好。作者强调，流出阻力测定的准确性对于判断脑脊液动力学异常意义重大。

（二）计算步骤

1970 年，Katzman 和 Hussey[23] 鞘内输液试验后，得到了根据所获得数据计算流出阻力的原理。1972 年，Marmarou 和 Shulman[65] 引入弹丸式输液试验来确定压力 - 体积特性和顺应性，从而拓展了这种方法的探索内容。所有可以了解脑脊液动力学的方法中，输液试验最具备进一步开发的条件。输液试验中应用的信号与工程领域进行系统分析时所应用的阶梯函数吻合。实际上，在输液试验的帮助下仅能确定阻力 R 一个值，这是不够的。输液试验中，单位时间内压力的变化 p（t）清晰反映了颅脑脊髓容积 C（p）的影响，这是迟发压力反应的结果，通过弹丸式输液试验可以获知。

从 Marmarou 等[52, 66] 提出脑脊液动力学模型概念开始，摒弃阻力恒定和容积限定

的观点后得到新模型，可以得到一种新的输液试验结果计算方法，其结果能更好地反应脑脊液动力学特点。Meier 等[43, 44, 67] 提出的脑脊液动力学模型特点是在当时已知模型的基础上进行了两个决定性的改动。因而，考虑到压力独立于两个系统成分 $C(p)$ 和 $R(p)$ 的数学定式，可以得到一个明显更灵活的模型概念。我们的概念性模型吸收了 Marmarou 等[22, 52] 的已知模型，是颅脑脊髓压力动力学的一种特殊情况。同时，容积 $C(p)$ 方程采纳了任何需要的恒定非线性过程，成为压力方程，和迄今已知的模型不同，它不受预先确定的方程 $C=1/(k\times p)$ 限制。结果是，结果的解读困难与否取决于采用的方法（如弹丸式输液试验），这种困难可以避免。第二个改变是减少模型中未知参数的个数。静脉窦压力在这个模型中没有被忽略，是方程 $R(p)$ 的一部分[54]（图 8-1）。

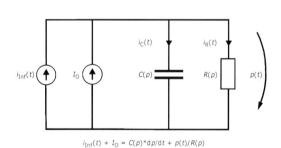

图 8-1　脑脊液动力学模型[43, 44, 67]

脑脊液动力学受顺应性 C 和流出阻力决定性的影响[53, 59, 60, 68]。同时，压力提高会影响这两个参数，生物组织的弹性是其中一个原因[66, 69]。然而，顺应性很大程度上取决于压力[70]。在病理情况下，流出阻力作为压力 p 的一个函数会出现特征性改变[54]。确定方程 $C(p)$ 和 $R(p)$ 的基础是著名的、利用恒速技术进行完成的输液试验[14]。在我们的计算方法中，和上述介绍的计算方法类似，在输液期间和结束后采集总压力随时间 t 的变化 $p(t)$。所有计算 $C(p)$ 和 $R(p)$ 的等式都衍生自对同等大气压下输液期间压力 An(p) 的增加（斜率为正）和输液后压力 Ab(p) 的降低（斜率为负）进行的比较（图 8-2）。

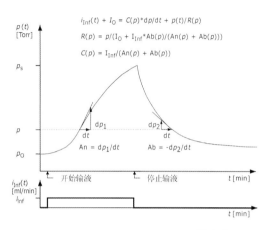

图 8-2　输液试验的分析方法[43, 44, 66]

鞘内输液速度 $i_{\text{Inf}}(t)$ 可以看成两个分开的部分，$i_r(t)$ 和 $i_c(t)$。$i_r(t)$ 是流出或吸收的部分，$i_c(t)$ 是贮存在脑脊液流动间隙的另一部分。同样的分法也可用于机体自主产生的脑脊液 I_0，这个值被认为是恒定的。

$$i_{\text{Inf}}(t) + I_0 = i_c(t) + i_r(t) \tag{3}$$

贮存速度 $i_c(t)$ 或单位时间内贮存液体体积的变化（dv/dt）由贮存空间的顺应性 C 和单位时间内压力的变化 dp/dt 决定：

$$i_c(t) = \frac{\mathrm{d}v}{\mathrm{d}t} = C(p) \times \frac{\mathrm{d}p}{\mathrm{d}t} \qquad C(p) = \frac{\mathrm{d}v}{\mathrm{d}p} \tag{4}$$

流出速率 $i_r(t)$ 取决于压力 $p(t)$ 和流出阻力 $R(p)$：

$$i_r(t) = \frac{p(t)}{R(p)} \qquad i_r(p) = \frac{p}{R(p)} \tag{5}$$

将这些值代入方程（3），就能得到一个非线性的一阶微分方程：

$$i_{\text{Inf}}(t) + I_0 = C(p)\frac{\mathrm{d}p}{\mathrm{d}t} + \frac{p(t)}{R(p)} \qquad (6)$$

这里我们要找到 $C(p)$ 和 $R(p)$ 两个函数参数。为了达到这个目的，我们需要基于模型公式［方程（6）］找到两个独立的微分方程。对于输液试验，这是可以获得的数据。同时，微分方程（7）描述的是以恒定速率 $i_{\text{Inf}}(t) = I_{\text{Inf}}$ 输液期间递增曲线的正斜率［正斜率 $(p) = \mathrm{d}p/\mathrm{d}t$］。微分方程（8）描述的是输液速度 $i_{\text{Inf}}(t) = 0$ 时压力逐渐下降的过程［递减曲线斜率 $(p) = -\mathrm{d}p/\mathrm{d}t$］。

$$I_{\text{Inf}} + I_0 = C(p) \times \text{An}(p) + \frac{p}{R(p)} \qquad (7)$$

$$I_0 = -C(p) \times \text{Ab}(p) + \frac{p}{R(p)} \qquad (8)$$

对方程（7）和（8）进行微分后，就能得到计算顺应性 $C(p)$ 的基础。同时，这也能用于证明两个微分方程都独立于另一个。从方程（7）~ 方程（8）计算得：

$$I_{\text{Inf}} = C(p)[\text{An}(p) + \text{Ab}(p)] \qquad T_1 \neq T_2 \quad (9)$$

根据等价方程的要求，如果第二个方程左边和右边的第一个增项都进行拓展，使两侧的 T 相等，那么这两个方程是等价的。由于 T_1 不等于 T_2，所以这两个方程是独立的。上述方程中我们要求的项，$R(p)$ 和 $C(p)$，可以通过进行下面的变换获得：

$$C(p) = \frac{I_{\text{Inf}}}{\text{An}(p) + \text{Ab}(p)} \qquad (10)$$

为了获得流出阻力 $R(p)$，将方程（10）代入方程（8）：

$$I_0 = \frac{-\text{Ab}(p)I_{\text{Inf}}}{\text{An}(p) + \text{Ab}(p)} + \frac{p}{R(p)} \qquad (11)$$

$$R(p) = \frac{p}{I_0 + I_{\text{Inf}} \times \dfrac{\text{Ab}(p)}{\text{An}(p) + \text{Ab}(p)}} \qquad (12)$$

通过这种方法，一个非线性的一阶微分方程就能作为模型恰当地描述脑脊液动力学。它包含两个函数：流出阻力 $R(p)$ 和顺应性 $C(p)$。和 Marmarou 等[52, 56]、Shulman 等[71] 以及 Charlton[68] 等的模型比较，硬膜内静脉窦压力未出现在模型方程中［方程（6）］，但是，其影响间接地表达在流出阻力 $R(p)$ 的非线性变化中。确定模型概念后，流出阻力就被理解为所有脑脊液有效流出道和再吸收的阻力。同样，顺应性应被认为是所有可从探索部位到达的脑脊液充盈空间扩张的能力。

上述一阶微分方程仅能描述输液速率恒定时压力升高的过程。相反，若输液停止，会出现压力下降。有一个简单的方法可以流畅地描述压力函数 $p(t)$。间断记录压力变化 $p(t)$ 的时间点根据输液期间压力值的变化而定，包括输液期间的上升及输液结束后的下降过程。通过这种间断记录的方法，患者活动导致的压力变化就可以不被体现出来，压力变化曲线会更平滑[54]。

假设流出阻力在 p_0 附近无显著变化，接近 $R(p_0) = p_0/I_0$，就有可能计算脑脊液产生速率脑脊液（I_0）。在方程（12）中，可以将 $R(p)$ 替换为 p_0/I_0，经过变换就能得到的 I_0 表达式，即脑脊液产生速率的计算方法。很自然的，静息压力附近可用 p_0 代替压力 p。

$$I_0 = \frac{I_{\text{Inf}}\text{Ab}(p)}{\left(\dfrac{p}{p_0} - 1\right)(\text{An}(p) - \text{Ab}(p))} \qquad (13)$$

因为上述的讨论是基于假设的，所以计算方法仅能在压力接近静息压时应用。还有一个问题，方程（7）在 p_0 附近敏感性很高。因此，在附加试验中，真正输液前确定脑脊液产生速率是恰当的。若患者摄取的脑脊液体积为 $-\Delta V$，则压力从静息压 p_0 减低的幅度记为 $-\Delta p$。因为压力低于静息压时很难有脑脊液再吸收，所以可以忽略和贮存速率 I_c 有关的再吸收速率 I_R，认为 $I_0 = I_c$[53]。

$$I_0 = \frac{\Delta V}{\Delta p} \times \frac{\mathrm{d}p}{\mathrm{d}t} \qquad (14)$$

从再吸收体积 $-\Delta V$ 到压力 $-\Delta p$ 先快速下降，再缓慢增加至 $\mathrm{d}p/\mathrm{d}t$，最后才可以确定脑脊液产生速率。通过方程（14）确定脑脊液产生速率 I_0 及用方程（7）计算其逻辑对照后，就可以利用方程（12）计算流出阻力 $R(p)$。对脑脊液产生有疑问时，可以利用方程（14）计算流出阻力（图 8-3）。

（三）诊断流程中的动态输液试验

所有脑脊液填充空间自由连通是进行腰穿压力测定的前提条件，如果存在梗阻，那么在腰穿部位仅可能检测系统顺应性[13, 38, 44]。腰穿测定的颅内压值平均比在脑室测定的高 3Torr。否则，在脑脊液空间连通的情况下，输液试验得到的结果独立于输液或检测部位。以下是一些供临床实践参考的推论[11, 25, 72]：

- 通过神经放射影像明确了脑脊液空间连通的情况下，腰穿输液试验是一个对患者损伤小且可靠的诊断方法。
- 如果怀疑存在梗阻性脑积水，或不能确定所有脑脊液空间自由连通，应进行脑室输液试验。

Tans 和 Poortvliet[5] 曾报道，在腰池和脑室测得的颅内压值相差 4 mmHg，在流出阻力上也有 mmHg/（ml·min）水平的差异。Czosnyka 等[73] 认为计算机支持的腰穿输液试验是一种微创、快速且可靠的诊断方法。

Fuhrmeister 等[28] 改进的腰穿输液试验输液速度高达 5 ml/min，介于弹丸式输液试验和恒速输液试验之间。如此高的输液速度下，不会出现平台压。输液期间压力上升，输液结束后压力降低至静息压水平，这两个

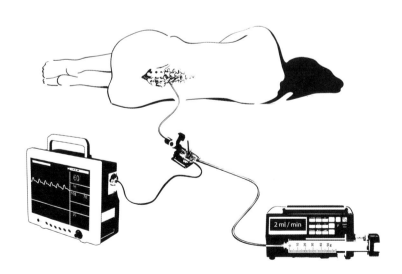

图 8-3　腰穿输液试验

过程中应连续记录压力值。最后利用计算机分析颅内压随时间变化的曲线。恒速输液试验的不良事件相对较轻，最常报道的不良事件包括坐立不安、激动、出汗、头痛、背痛、一过性感觉异常、腿部和垫坐区疼痛、肌肉痉挛、大小便失禁、心动过速和高血压[14, 50, 74]。这些几乎都是只在输液导致颅内压超过 50 mmHg 后出现。调整输液过程或输液体积，症状会快速减轻。Merir 等[25, 75, 76]的经验显示，对于成人，将颅内压升高限制在 40 mmHg 以下且输液速度不超过 2 ml/min，也会发生轻度的不良事件。据报道，11% 的患者出现腰穿后头痛症状，1% 的患者出现顽固的假性脑膜炎（检查脑脊液无炎症征象）（图 8-4）。

在恒压输液试验中，在输液过程中维持提前设定好的压力，这需要通过电子控制设备实现。通过该方法，脑脊液再吸收和产生的差别可以通过不同压力值下的输液速率了解。这种方法被认为有些复杂。输液压力由电子控制，由空气泵将空气泵入输液瓶内产生。流出阻力的计算方法同恒速输液试验。另外还可以通过计算获得上矢状窦压力和压力 - 容积关系。这个诊断方法耗费时间约为

3 小时，它可以在不同压力范围下测定脑脊液再吸收。一些研究组织[40, 74, 77]提出疑问：为什么用压力函数来定量评估脑脊液动力学。因为这个原因，恒速输液试验是不合适的。该方法不良事件发生情况与恒速输液试验相当。Ekstedt 和 Fridén[78] 总结了 17 年间的 2 256 例脑脊液动力学诊断试验，得到的结论是恒压输液试验得出的流出阻力值最准确。Sprung 等[79] 认可此方法的价值，但他们认为仅有一个特殊诊断方法的结果不能诊断 NPH，而需要进行更进一步的诊断方法。

日本神经外科协会的特发性 NPH 管理指南[19]和美国特发性 NPH 研究组的指南[20]中提出，脑脊液流出阻力（输液试验）的阳性预测值范围是 75%~92%，另外，还提到输液试验的敏感度为 58%~100%，特异度为 44%~92%。

三、脑脊液放液试验

脑脊液放液试验（也称"脑脊髓放液试验"或简单称为"放液试验"），其基本原理是植入脑脊液分流装置。抽出 40~60 ml 脑

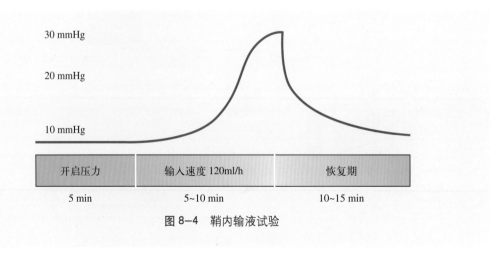

图 8-4　鞘内输液试验

脊液的结果是流出阻力降低及局部脑血流增加。Malm 等[80] 和 Wikkelsö 等[81] 报道，脑脊髓放液试验的假阳性率和假阴性率均为 5%~10%。此外，Ishikawa 等[82] 和 Sand 等[83] 也报道诊断性抽出脑脊液会出现假阴性结果。对于这个现象的原因，需要讨论 NPH 的疾病持续时间及导致的大脑损害过程。根据 Kahlon 等[27] 的研究结果，脑脊髓放液试验的阳性预测值为 94%，确实比输液试验高。但是，单独应用脑脊髓放液试验时，58% 得到阳性结果的患者最终不能诊断 NPH。因而，脑脊液放液试验的假阴性率为 58%。由于上述原因，建议输液试验或脑脊髓放液试验为阳性时做分流手术[27]。与 Ravdin 等[84] 的观点相反，我们推荐根据已定的做法控制步态异常，不仅是放液试验后 2~4 小时，还有 24~48 小时，这样假阴性表现不会导致在有较长特发性 NPH 病史的患者症状突然加重。

日本神经外科协会的特发性 NPH 管理指南[19] 和美国特发性 NPH 研究组的指南[20] 中，放液试验的阳性预测值为 73%~100%，数据有 II 级证据支持；另外，其敏感度为 26%~62%，特异度为 33%~100%。由于敏感度很低，推荐脑脊髓放液试验和鞘内输液或颅内压检测联合应用（图 8-5）。

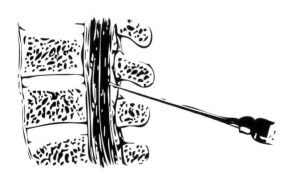

图 8-5　椎管放液试验

四、腰大池外引流

一些学者[85, 86] 推荐腰大池外引流在脑脊髓放液试验结束后进行，或作为一个诊断方法单独进行。同时，应注意脑脊液的引出速度不超过 5~10 ml/h，患者保持水平（侧卧）位。患者起身前需关闭引流。我们推荐的引流速率为 8 小时 50 ml，此方法应仅在脑脊髓放液试验得到阴性结果后应用。对于既往病史较长的患者，腰大池外引流的假阴性结果发生率比脑脊髓放液试验低。

Sharma 等[87] 认为，腰池引流的阳性结果可以通过利用相位对比 MRI 观察导水管脑脊液改变证实。同时，对于大多数特发性 NPH 患者，脑脊液流动的高动力性波动会转变为生理性波动。和脑脊髓放液试验类似，脑脊液通道的自由连通（无椎管狭窄）是进行腰大池引流的条件[88]。Governale 等[46] 报道，腰大池脑脊液引流超过 3~5 天的患者并发症率为 3%。1.7% 的患者出现了有症状的硬膜下或蛛网膜下腔出血，0.8% 发生了脑膜炎，0.4% 发生导管移位[46]。

日本神经外科协会的特发性 NPH 管理指南[19] 和美国特发性 NPH 研究组的指南[20] 中，腰大池外引流的阳性预测值为 80%~100%，数据有 III 级证据支持；同时，其敏感度为 50%~100%，特异度为 60%~100%。由于仅有少数假阴性结果，推荐腰大池外引流和鞘内输液或颅内压监测联合应用（图 8-6）。

五、脑脊液和血清生化检验

NPH 患者脑脊液中的淀粉样 β 多肽 1~42 降低，但肿瘤坏死因子 α 的水平升高[19]。Li 等[89] 认为脑脊液中富 α-2- 糖蛋白是特发

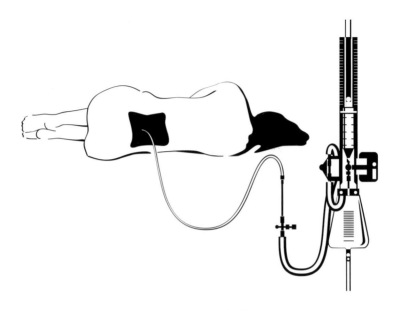

图 8-6　腰大池外引流

性 NPH 的特异标记物。利用疾病特异性生物标记物进行的生化诊断尚处于研发阶段，需要临床评估。因此，生物标记物还不适合在诊断特发性 NPH 的临床实践中应用。

六、诊断路径

临床怀疑 NPH 时应采取如图 8-7 所示的诊断步骤。在住院前，诊断应基于 CT 或 MRI 以确认内部性脑积水，这种情况下，轻度皮质萎缩和 / 或脑室周围低密度不具有预测意义。MRI 的优点是可以明确所有脑脊液空间是否连通，这是进行腰穿输液试验的前提。相应的，患者应收入院连续监测颅内压超过 48 小时，或在进行鞘内输液试验时测量颅内压。脑室输液试验仅在脑脊液流出道不能被神经放射手段绝对证实是否有以下情况时进行：是否有椎管狭窄或腰穿输液试验得到的生理值是否有明确的临床表现。颅内压测量或输液试验后，推荐进行脑脊髓放液试验，即抽出 40~60 ml 脑脊液。接着在计算机支持下评估 B 波活动或恒速输液试验的参数，如有 B 波活动病理性增多或流出阻力异常，则说明存在行分流手术的指征。如抽出脑脊液后出现临床症状尤其是共济失调步态改善，则可进一步明确手术指征。对于存在流出阻力异常及顺应度很大的情况，如果脑脊髓放液试验后未出现症状改善，则应进行超过 72 小时的腰大池脑脊液引流；如果临床症状改善，尤其共济失调步态改善，则应行分流手术，但需要在诊断试验完成一段时间后（至少 14 天）。推荐 NPH 患者鞘内操作诊断和手术治疗之间要隔开一段时间，是因为这些患者异常敏感，可能会因脑脊液不当引流而出现临床症状加重。如果存在生理性 B 波活动或流出阻力正常，推荐进行保守治疗；若治疗 6 个月后患者共济失调步态加重，则需仔细考虑是否重复上述诊断流程。

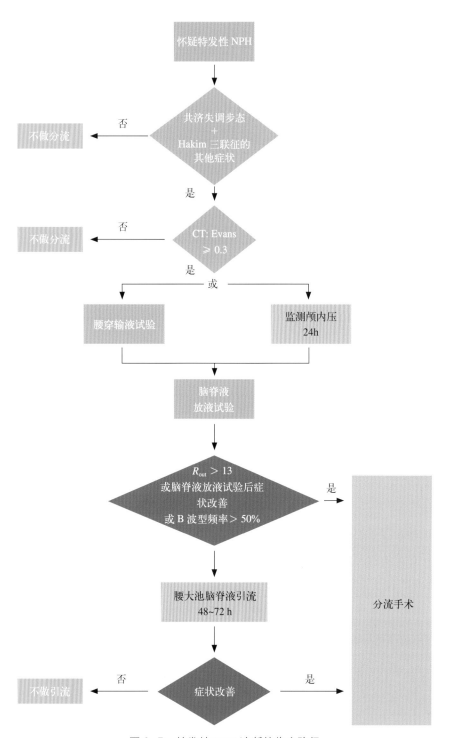

图 8-7　特发性 NPH 诊断的临床路径

参考文献

[1] Cardoso ER, Del Bigio MR. Age-related changes of cerebral ventricular size. Part II: Normalization of ventricular size following shunting. Acta Neurochir (Wien) 1989; 97: 135–138

[2] Casmiro M, D'Alessandro R, Cacciatore FM, Daidone R, Calbucci F, Lugaresi E. Risk factors for the syndrome of ventricular enlargement with gait apraxia (idiopathic normal pressure hydrocephalus): a case-control study. J Neurol Neurosurg Psychiatry 1989; 52: 847–852

[3] Meier U, Mutze P. Correlation between decreased ventricular size and positive clinical outcome following shunt placement in patients with normal pressure hydrocephalus. J Neurosurg 2004; 100: 1036–1040

[4] Børgesen SE, Gjerris F, Sørensen SC. Cerebrospinal fluid conductance and compliance of the craniospinal space in normal pressure hydrocephalus. A comparison between two methods for measuring conductance to outflow. J Neurosurg 1979; 51: 521–525

[5] Tans JTJ, Poortvliet DCJ. Comparison of lumbar and ventricular constant flow and bolus infusions in hydrocephalus. In: Avezaat CJJ, Eijndhoven JHM, van Maas AIR, Tans JTJ, eds. Intracranial. Pressure VIII. Berlin, Heidelberg, New York: Springer Verlag; 1993, pp. 749–752

[6] Bannister R, Gilford E, Kocen R. Isotope encephalography in the diagnosis of dementia due to communicating hydrocephalus. Lancet 1967; 2: 1014–1017

[7] Børgesen SE, Gyldensted C, Gjerris F, Lester J. Computed tomography and pneumoencephalography compared to conductance to outflow of CSF in normal pressure hydrocephalus. Neuroradiology 1980; 20:17–22

[8] Al-Zain FT, Rademacher G, Meier U, Mutze S, Lemcke J. The role of cerebrospinal fluid flow study using phase contrast MR imaging in diagnosing idiopathic normal pressure hydrocephalus. Acta Neurochir Suppl (Wien) 2008; 102: 119–123

[9] Meier U, Reichmuth B, Zeilinger FS, Lehmann R. The importance of xenon-computed tomography in the diagnosis of normal pressure hydrocephalus. Intern. J. Neuroradiology 1996; 2: 153–160

[10] Adams RD, Fisher CM, Hakim S, Ojemann RG, Sweet WH. Symptomatic occult hydrocephalus with "normal" cerebrospinal fluid pressure. A treatable syndrome. N Engl J Med 1965; 273: 117–126

[11] Meier U, Kiefer M, Sprung C. Normal Pressure Hydrocephalus: Pathology, Pathophysiology, Diagnostics, Therapeutics and Clinical Course. Erwitte: PVV Science Publications; 2003

[12] Meier U, Lemcke J. Zur Diagnostik des idiopathischen Normal druck hydrozephalus aus der Perspektive von Langzeitbeobachtungen Schweizer Archiv für Neurologie und Psychiatrie 2007; 158: 139–149

[13] Gaab MR, Haubitz J, Brawanski A, Faulstich J, Heißler HE. Pressure volume diagram, pulse amplitude and intracranial pulse volume. Analysis and significance. In: Ishii S, Nagai H, Brock M. Intracranial Pressure V. Berlin, Heidelberg, New York: Springer Verlag; 1983, pp. 261–268

[14] Kostel janetz M. Intracranial pressure: cerebrospinal fluid dynamics and pressure volume relations. Acta Neurol Scand Suppl 1987; 111:1–23

[15] Brean A, Eide PK. Assessment of idiopathic normal pressure patients in neurological practice: the role of lumbar infusion testing for referral of patients to neurosurgery. Eur J Neurol 2008; 15: 605–612

[16] Eide PK, Brean A. Cerebrospinal fluid pulse pressure amplitude during lumbar infusion in idiopathic normal pressure hydrocephalus can predict response to shunting. Cerebrospinal Fluid Res 2010; 7: 5

[17] Pfisterer WK, Aboul-Enein F, Gebhart E, Graf M, Aichholzer M, Mühlbauer M. Continuous intraventricular pressure monitoring for diagnosis of normal pressure hydrocephalus. Acta Neurochir (Wien) 2007; 149: 983–990, discussion 990

[18] Frank AM, Alexiou C, Hulin P, Janssen T, Arnold W, Trappe AE. Non-invasive measurement of intracranial pressure changes by optoacoustic emissions (OAEs)—a report of preliminary data. Zentralbl Neurochir 2000; 61: 177–180

[19] Ishikawa M, Hashimoto M, Kuwana N et al. Guidelines for management of idiopathic normal pressure hydrocephalus. Neurol Med Chir (Tokyo) 2008; 48 Suppl: S1–S23

[20] Marmarou A, Bergsneider M, Relkin N, Klinge P, Black PM. Development of guidelines for idiopathic normal pressure hydrocephalus: introduction. Neurosurgery 2005; 57(3, Suppl): S1–S3,discussion ii-v

[21] Albeck MJ, Børgesen SE, Gjerris F, Schmidt JF, Sørensen PS. Intracranial pressure and cerebrospinal fluid outflow conductance in healthy subjects. J Neurosurg 1991; 74: 597–600

[22] Marmarou A, Shulman K, LaMorgese J. Compartmental analysis of compliance and outflow resistance of the cerebrospinal fluid system.J Neurosurg 1975; 43: 523–534

[23] Katzman R, Hussey F. A simple constant-infusion manometric test for measurement of CSF absorption. I. Rationale and method. Neurology 1970; 20: 534–544

[24] Künzel B, Klages G, Kynast J, Meier U, Warnke JP. A mathematical model of the cerebrospinal fluid dynamics and the simultaneous determination of outflow resistance and compliance. In: Willems JL, Bemmel JH van, Michel J, eds. Progress in Computer-assisted Function Analysis. North-Holland: Elsevier Science; 1988, pp.393–398

[25] Meier U. Der intrathekale infusionstest als entscheidungshilfe

zur shunt-operation beim normal druck hydrozephalus. Akt Neurol 1997; 24: 24–34

[26] Hebb AO, Cusimano MD. Idiopathic normal pressure hydrocephalus: a systematic review of diagnosis and outcome. Neurosurgery 2001; 49: 1166–1184, discussion 1184–1186

[27] Kahlon B, Sundbärg G, Rehncrona S. Comparison between the lumbar infusion and CSF tap tests to predict outcome after shunt surgery in suspected normal pressure hydrocephalus. J Neurol Neurosurg Psychiatry 2002; 73: 721–726

[28] Fuhrmeister U. Liquorabflußwiderstand und intrakranielle Elastizität bei akuten und chronischen Erkrankungen des Subarachnoidalraums. Würzburg: Habilitationsschrift: 1985

[29] Børgesen SE, Gjerris F. Relationships between intracranial pressure, ventricular size, and resistance to CSF outflow. J Neurosurg 1987; 67: 535–539

[30] Børgesen SE, Gjerris F, Schmidt J. Measurement of resistance to CSF outflow by subarachnoid perfusion. In: Gjerris F, Børgesen SE, Sørensen PS, eds. Outflow of Cerebrospinal Fluid. Alfred Benzon Symposium 27. Copenhagen: Munksgaard; 1989, pp. 121–129

[31] Tychmanowicz K, Czernicki Z, Pawłowski G, Stepińska G. ICP dependent changes of CSF outflow resistance. Acta Neurochir (Wien) 1992; 117: 44–47

[32] Black PM. Normal pressure hydrocephalus: current understanding of diagnostic tests and shunting. Postgrad Med 1982; 71: 57–61, 65–67

[33] Butler AB, Mann JD, Maffeo CJ, Dacey RG Jr, Johnson RN, Bass NH. Mechanisms of cerebrospinal fluid absorption in normal and pathologically altered arachnoid villi. In: Woods JH, ed. Neurobiology of Cerebrospinal Fluid. New York, NY: Plenum Press; 1983, pp. 707–726

[34] Chazal J, Janny P, Georget AM, Colnet G. Benign intracranial hypertension. A clinical evaluation of the CSF absorption mechanisms. Acta Neurochir Suppl (Wien) 1979; 28: 505–508

[35] Shapiro K, Fried A. Shunt dependent hydrocephalus: pressure volume characterization and altered CSF outflow resistance. In: Miller JD, Teasdale GM, Rowan JO, Galbraith SL, Mendelow AD, eds. Intracranial Pressure VI. Berlin, Heidelberg, New York: Springer Verlag; 1986, pp. 118–122

[36] Sullivan HG, Miller JD, Griffith RL, Carter W, Rucker S. Bolous versus steady-state infusion for determination of CSF outflow resistance. Ann Neurol 1979; 5: 228–238

[37] Love JA, Ekstedt J, Fridén H. Labile sagittal sinus pressures in the cat. In: Miller JD, Teasdale GM, Rowan JO, Galbraith SL, Mendelow AD, eds. Intracranial Pressure VI. Berlin, Heidelberg, New York: Springer Verlag; 1986, pp. 132–134

[38] Meier U, Zeilinger FS, Kintzel D. Diagnostic in normal pressure hydrocephalus: a mathematical model for determination of the ICP-dependent resistance and compliance. Acta Neurochir

(Wien) 1999; 141: 941–947, discussion 947–948

[39] Meier U, Kiefer M, Bartels P. The ICP-dependency of resistance to cerebrospinal fluid outflow: a new mathematical method for CSF-parameter calculation in a model with H-TX rats. J Clin Neurosci 2002; 9: 58–63

[40] Ekstedt J. CSF hydrodynamic studies in man. 2. Normal hydrodynamic variables related to CSF pressure and flow. J Neurol Neurosurg Psychiatry 1978; 41: 345–353

[41] Shapiro K, Marmarou A, Shulman K. A method for predicting PVI in normal patients. In: Shulman K, Marmarou A, Miller JD, Becker DP, Hochwald GM, Brock M, eds. Intracranial Pressure IV. Berlin, Heidelberg, New York: Springer Verlag; 1980, pp. 85–90

[42] Boon AJ, Tans JT, Delwel EJ et al. Does CSF outflow resistance predict the response to shunting in patients with normal pressure hydrocephalus? Acta Neurochir Suppl (Wien) 1998; 71: 331–333

[43] Meier U, Reichmuth B, Knopf W, Riederer A. Intrathecal infusion test: an investigative method to treat malresorptive hydrocephalus by shunt operation. In: Lorenz R, Klinger M, Brock M, eds. Advances in Neurosurgery 21. Berlin, Heidelberg, New York: Springer Verlag; 1993, pp. 125–129

[44] Meier U, Bartels P. The importance of the intrathecal infusion test in the diagnosis of normal pressure hydrocephalus. J Clin Neurosci 2002; 9: 260–267

[45] Børgesen SE, Gjerris F. Relationships between intracranial pressure, ventricular size, and resistance to CSF outflow. J Neurosurg 1987; 67:535–539

[46] Governale LS, Fein N, Logsdon J, Black PM. Techniques and complications of external lumbar drainage for normal pressure hydrocephalus. Neurosurgery 2008; 63 Suppl 2: 379–384, discussion 384

[47] Tans JTJ, Poortvliet DCJ. Significance of compliance in adult hydrocephalus. In: Gjerris F, Børgesen SE, Sørensen PS, eds. Outflow of Cerebrospinal Fluid. Alfred Benzon Symposium 27. Copenhagen: Munksgaard; 1989, pp. 272–279

[48] Pappenheimer JR, Heisey SR, Jordan EF, Downer JC. Perfusion of the cerebral ventricular system in unanesthetized goats. Am J Physiol 1962; 203: 763–774

[49] Kosteljanetz M. CSF dynamics and pressure volume relationships in communicating hydrocephalus. J Neurosurg 1986; 64: 45–52

[50] Gjerris F, Børgesen SE, Hoppe E, Boesen F, Nordenbo AM. The conductance to outflow of CSF in adults with high pressure hydrocephalus. Acta Neurochir (Wien) 1982; 64: 59–67

[51] Gjerris F, Børgesen SE, Schmidt J, Sørensen PS. Resistance to cerebrospinal fluid outflow in patients with normal pressure hydrocephalus. In: Gjerris F, Børgesen SE, Sørensen PS, eds. Outflow of Cerebrospinal Fluid. Alfred Benzon Symposium 27. Copenhagen: Munksgaard; 1989, pp. 329–338

[52] Marmarou A, Shulman K, LaMorgese J. A compartmental analysis of compliance and outflow resistance and the effects of elevated blood pressure. In: Lundberg N, Pontén U, Brock M, eds. Intracranial Pressure II. Berlin, Heidelberg, New York: Springer Verlag; 1975, pp.86–88

[53] Marmarou A, Shulman K, Rosende RM. A nonlinear analysis of the cerebrospinal fluid system and intracranial pressure dynamics. J Neurosurg 1978; 48: 332–344

[54] Künzel B. Mathematisch-physikalische interpretation der kraniospinalen. Druckdynamik. [dissertation]. Berlin: Humboldt-Universität zu Berlin; 1993

[55] Chadduck WM, Seibert JJ, Adametz J, Glasier CM, Crabtree M, Stansell CA. Cranial Doppler ultrasonography correlates with criteria for ventriculoperitoneal shunting. Surg Neurol 1989; 31: 122–128

[56] Kosteljanetz M, Nehen AM, Kaalund J. Cerebrospinal fluid outflow resistance measurements in the selection of patients for shunt surgery in the normal pressure hydrocephalus syndrome. A controlled trial. Acta Neurochir (Wien) 1990; 104: 48–53

[57] Miller JD, Takizawa H. Validity of measurements of CSF outflow resistance estimated by the bolus injection method. In: Miller JD, Teasdale GM, Rowan JO, Galbraith SL, Mendelow AD, eds. Intracranial Pressure VI. Berlin, Heidelberg, New York: Springer Verlag; 1986, pp. 105–107

[58] Shapiro K. Influences of the skull and dura on the resistance to CSF outflow. In: Gjerris F, Børgesen SE, Sørensen PS, eds. Outflow of Cerebrospinal Fluid. Alfred Benzon Symposium 27. Copenhagen: Munksgaard; 1989, pp. 215–221

[59] Ekstedt J. CSF hydrodynamics studied by means of constant pressure infusion technique. In: Lundberg N, Pontén U, Brock M, eds. Intracranial Pressure II. Berlin, Heidelberg, New York: Springer Verlag; 1975, pp. 35–41

[60] Ekstedt J. CSF hydrodynamic studies in man. 1. Method of constant pressure CSF infusion. J Neurol Neurosurg Psychiatry 1977; 40: 105–119

[61] Fuhrmeister U, Ruether P, Dommasch D, Gaab M. Alterations of CSF hydrodynamics following meningitis and subarachnoid hemorrhage. In: Shulman K, Marmarou A, Miller JD, Becker DP, Hochwald GM, Brock M, eds. Intracranial Pressure IV. Berlin, Heidelberg, New York: Springer Verlag; 1980, pp. 241–244

[62] Price DJ. The clinical value of measurement of CSF outflow resistance. In: Gjerris F, Børgesen SE, Sørensen PS, eds. Outflow of Cerebrospinal Fluid. Alfred Benzon Symposium 27. Copenhagen: Munksgaard;1989, pp. 390–398

[63] Sakomoto H, Nakamura T, Marmarou A, Becker DP. Comparison of CSF formation and outflow resistance measured by ventriculo-cisternal perfusion and volume manipulation techniques. In: Miller JD, Teasdale GM, Rowan JO, Galbraith SL, Mendelow AD, eds. Intracranial

Pressure VI. Berlin, Heidelberg, New York: Springer Verlag; 1986, pp. 108–110

[64] Schmidt JF, Fedders O, Børgesen SE, Gjerris F. Reproducibility of measurements of resistance to CSF outflow. In: Gjerris F, Børgesen SE, Sørensen PS, eds. Outflow of Cerebrospinal Fluid. Alfred Benzon Symposium 27. Copenhagen: Munksgaard; 1989, pp. 224–229

[65] Marmarou A, Shulman K. Computer modelling of CSF pressure/volume and its relationship to hydrocephalus. In: Brock M, Dietz H, eds. Intracranial Pressure I. Berlin, Heidelberg, New York: Springer Verlag; 1972, pp. 275–279

[66] Marmarou A, Shulman K. Pressure-volume relationships – basic aspects. In: Laurin RL, ed. Head Injuries. New York, NY: Grune and Strattton; 1976, pp. 233–236

[67] Künzel B, Klages G, Meier U. Der intrathekale Infusionstest zur Untersuchung der kraniospinalen Liquordynamik. Ein neues Auswerteverfahren [The intrathecal infusion test in the study of craniospinal cerebrospinal fluid dynamics. A new assessment procedure]. Zentralbl Neurochir 1987; 48: 320–326

[68] Charlton JD, Johnson RN, Pederson NE, Mann JD. Assessment of cerebrospinal fluid compliance and outflow resistance: analysis of steady-state response to sinusoidal input. Ann Biomed Eng 1983; 11:551–561

[69] Marmarou A, Shapiro K, Pöll W, Shulmann K. Studies of kinetics of fluid movements within brain tissue. In: Beks JWF, Bosch AD, Brock M, eds. Intracranial Pressure III. Berlin, Heidelberg, New York: Springer Verlag; 1976, pp. 1–4

[70] Berman B, Agarwal G. An integrative approach to intracranial hydraulic physiology. I. Basic concepts, pressure-volume relationships, and infusion studies. Surg Neurol 1984; 22: 83–95

[71] Shulman K, Marmarou A. Weitz P. Gradients of brain interstitial fluid pressure in experimental brain infusion and compression. In: Lundberg N, Pontén U, Brock M, eds. Intracranial Pressure II. Berlin, Heidelberg, New York: Springer Verlag; 1975, pp. 221–223

[72] Kiefer M, Eymann R, Steudel WI. The dynamic infusion test in rats. Childs Nerv Syst 2000; 16: 451–456

[73] Czosnyka M, Gjerris F, Maksymowicz W, et al. Computerised lumbar infusion test - Multicentre experience in clinical studies in hydrocephalus. In: Nagai H, Kamiya K, Ishii P, eds. Intracranial Pressure IX. Berlin, Heidelberg, New York: Springer Verlag; 1994, pp. 494–495

[74] Sklar FH, Beyer CW, Ramanathan M, Elashvili I, Cooper PR, Clark WK. Servo-controlled lumbar infusions: a clinical tool for the determination of CSF dynamics as a function of pressure. Neurosurgery 1978; 3: 170–175

[75] Meier U, Zeilinger FS, Kintzel D. Signs, symptoms and course of normal pressure hydrocephalus in comparison with cerebral atrophy. Acta Neurochir (Wien) 1999; 141: 1039–1048

[76] Meier U, König A, Miethke C. Predictors of outcome in patients with normal pressure hydrocephalus. Eur Neurol 2004; 51: 59–67

[77] Portnoy HD, Croissant PD. A practical method for measuring hydrodynamics of cerebrospinal fluid. Surg Neurol 1976; 5: 273–277

[78] Ekstedt J, Fridén H. Estimation of CSF outflow resistance in humans: infusion methods. In: Gjerris F, Børgesen SE, Sørensen PS, eds. Outflow of Cerebrospinal Fluid. Alfred Benzon Symposium 27. Copenhagen: Munksgaard; 1989, pp. 148–165

[79] Sprung C, Collmann H, Fuchs FC, Suwito S, Duisberg R. Pre- and postoperative evaluation of hydrocephalus using the infusion test. In: Wüllenweber R, Brock M, Hamer J, Klinger M, Spoerri O, eds. Lumbar Disc. Adult Hydrocephalus. Berlin, Heidelberg, New York: Springer Verlag; 1977, pp. 161–167

[80] Malm J, Kristensen B, Fagerlund M, Koskinen LO, Ekstedt J. Cerebrospinal fluid shunt dynamics in patients with idiopathic adult hydrocephalus syndrome. J Neurol Neurosurg Psychiatry 1995; 58: 715–723

[81] Wikkelsö C, Andersson H, Blomstrand C, Lindqvist G, Svendsen P. Normal pressure hydrocephalus: predictive value of the cerebrospinal fluid tap-test. Acta Neurol Scand 1986; 73: 566–573

[82] Ishikawa M, Kikuchi H. Lumbar CSF pressure measurement in idiopathic normal pressure hydrocephalus in the aged. In: Nagai H, Kamiya K, Ishii P, eds. Intracranial Pressure IX. Berlin, Heidelberg, New York: Springer Verlag; 1994, pp. 448–449

[83] Sand T, Bovim G, Grimse R, Myhr G, Helde G, Cappelen J. Idiopathic normal pressure hydrocephalus: the CSF tap-test may predict the clinical response to shunting. Acta Neurol Scand 1994; 89: 311–316

[84] Ravdin LD, Katzen HL, Jackson AE, Tsakanikas D, Assuras S, Relkin NR. Features of gait most responsive to tap test in normal pressure hydrocephalus. Clin Neurol Neurosurg 2008; 110: 455–461

[85] Haan J, Thomeer RTWM. Predictive value of temporary external lumbar drainage in normal pressure hydrocephalus. Neurosurgery 1988; 22: 388–391

[86] Walchenbach R, Geiger E, Thomeer RTWM, Vanneste JAL. The value of temporary external lumbar CSF drainage in predicting the outcome of shunting on normal pressure hydrocephalus. J Neurol Neurosurg Psychiatry 2002; 72: 503–506

[87] Sharma AK, Gaikwad S, Gupta V, Garg A, Mishra NK. Measurement of peak CSF flow velocity at cerebral aqueduct, before and after lumbar CSF drainage, by use of phase-contrast MRI: utility in the management of idiopathic normal pressure hydrocephalus. Clin Neurol Neurosurg 2008; 110: 363–368

[88] Komotar RJ, Zacharia BE, Mocco J, Kaiser MG, Frucht SJ, McKhann GM. Cervical spine disease may result in a negative lumbar spinal drainage trial in normal pressure hydrocephalus: case report. Neurosurgery 2008; 63 (Suppl 2): 315

[89] Li X, Miyajima M, Mineki R, Taka H, Murayama K, Arai H. Analysis of potential diagnostic biomarkers in cerebrospinal fluid of idiopathic normal pressure hydrocephalus by proteomics. Acta Neurochir (Wien) 2006; 148: 859–864

第 9 章

分流阀及分流技术

Shunt and Valve Technology

Christoph Miethke

刘云会 译

科学知识源于独立的实验研究及观察到的事实。自从分流手术用于治疗脑积水之后，人们便不断探索何种分流阀的设计更优。已经有很多文献报道了各种类型分流阀的临床应用，但是前瞻性对照研究并没有发现它们之间存在显著的差异[1-3]。Mejer和他的同事们[4-6]比较了带有或不带有抗重力装置的可调压分流阀的效果，首次发现了显著的差异。他们的结果肯定了如下的认识，即在分流系统中静水压是必须考虑的重要因素，并且应该由阀门的特性来控制。

一、定义

分流是指建立于人体内不同部位腔室之间的人工流体系统。对于脑积水患者，分流系统将脑室与体内能吸收多余脑脊液的腔联通起来。在神经外科，最常应用的是脑室腹腔分流术。分流系统中重要的部件是用于控制脑脊液引流的分流阀。不包含分流阀的分流系统极少被应用。

二、类型

在脑积水治疗的历史中，曾出现了多种将脑脊液引流入其他腔室的方法。大多数方法都没有在临床实践中被广泛应用，有些方法只能应用于特定情况下，如常规分流术无效时。目前脑室腹腔分流术已成为标准术式[7]。其他的术式包括脑室心房、腰大池腹腔或偶尔采用的脑室胸腔分流术[8]。

三、分流的原理

我们知道绝对大气压值取决于天气的季节变化和地理位置的海拔高度。在海平面，正常大气压为10.24 cmH$_2$O（1024毫巴）。在高海拔地区，大气压随着海拔高度的增加而降低。如果海平面的大气压为1024毫巴，那么在5000米海拔高度的环境中大气压力下降到540毫巴。由此可见，影响压力的重要因素是地理位置。这种情况不单在气体环境，也在流体系统内存在。

在人体内，颅内压被定义为脑室系统内的绝对压力与外部大气压力之间的压差。Merritt和Fremont-Smith[9]测量了1 033名健康人的颅内压值，发现其平均值为13 cmH$_2$O，峰值为15 cmH$_2$O（图9-1）。

对于健康人，影响颅内压的重要因素是脑脊液的生成及吸收情况。脑脊液的产生则

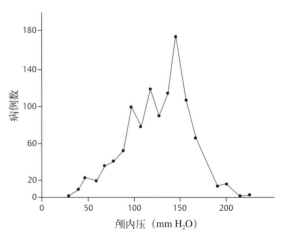

图9-1　1 033例正常受试者的颅内压值频度分布曲线[9]

取决于脑室系统和动脉之间的压力梯度，其吸收则依赖脑室和静脉间的压力差。因此当静脉压力增加时，颅内压也升高。

四、静水压

静水压力在脑脊液引流及分流的生理基础方面具有重要意义。它被定义为：

$$P_h = \delta \times g \times h \tag{15}$$

其中 P_h 值为静水压力（cmH_2O），δ 是液体的比重（kg/L），g 为重力加速度（$g=9.806\,65\ m/s^2$），h 代表水柱高度（cm）。

流体的静水压力随深度增加而升高。图 9-2 展示了一个简单的实验。大气压作用于水表面。水表面下的绝对压力随深度的增加而升高。如果将一根吸管放进水中，用手指堵住外口然后拿出，在吸管中会留有一段水柱；此时大气压作用于水柱下方的液面，封堵吸管上口的指面会有一部分由于负压而被吸入吸管中。在吸管内，水柱越高的部位静水压越低，在吸管的顶端的压力最低。手指被拉入吸管是由于此处的压力低于周围的大气压力。

如果将压力参考点设置在吸管正中，则吸管上部为负压而下部为正压（图 9-3）。静水压力对脑脊液的腹腔分流同样重要。腹

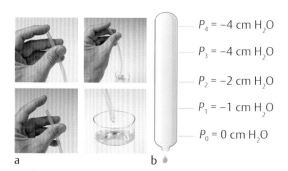

图 9-2　吸管（a）及试管（b）中的负压

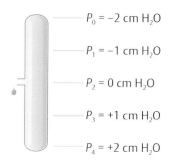

图 9-3　管中不同参考层平面压力变化

腔内也存在上腹部为负压而下腹部为正压的静水压。但重要的问题是：将参考点，即零压力点设定在何处？

五、脑室腹腔分流术的生理学基础

分流系统有流入端和流出端。流出端与吸收腔（通常为腹腔或右心房）相连接，而流入端则接入脑室。分流系统中有两个因素决定脑脊液的分流量：分流阀的开放特性和阀门出口处的压力。

设想一个充满水的容器，底部与一根集成分流阀的管道相连接。容器内的水位及管道远端出口的压力决定该阀门的开启压力。如果将远端管道的高度降低，则容器内的水位也会下降。在这个模型中，容器可以被看作是脑室系统，而远端出口处的压力则代表腹内压，该压力与局部环境压力（此时为大气压）及位置高度相关（图 9-4）。该模型演示的现象与容器是否被封闭无关。假如，容器被薄膜覆盖，管道出口平面与零压力平面（一个设定的静水压为零的平面）之间的距离产生的压力超过分流阀的开放压力，液体将在分流系统内流动，那么膜会凹陷得更深（图 9-5）。当水位达到零压力平面时，水的排出会停止。

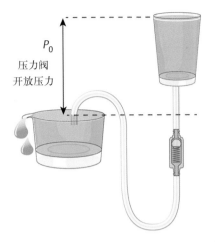 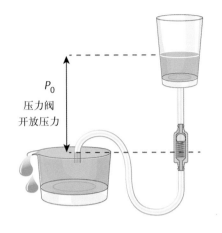

图 9-4　差压阀的功能

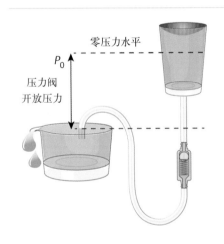 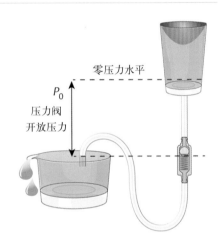

图 9-5　覆盖薄膜的分流系统

　　在前面的例子可以看出引流系统内的压力变化不受膜特性的影响。如果覆盖容器膜是硬质的，如骨质，那么系统的引流和物理特性仍然可以通过该模型正确地描述（图9-6）。在此模型中，硬质的容器代表颅腔内的脑室系统，其内部压力由流出端压力、流出端高度以及分流阀的开启特性决定。在密闭容器的液体环境中，随着高度的增加静水压力逐渐降低，反之，越低位置的静水压力越高。

　　因此，分流患者的颅内压取决于分流目的腔室内的压力。目前，腹部是首选分

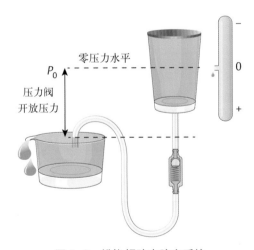

图 9-6　模拟颅腔内脑室系统

流目的部位。

　　如果腹腔内压力对于颅内压来说非常重要，那么该模型如何被认为是一个开放系统？被分流到腹腔的液体很容易被吸收，因此不会对腹内压造成影响。在分流手术过程中，腹膜被打开以便将分流管置入腹腔，但分流管远端的位置是无法控制的。腹腔内同样存在静水压，是由腹部脏器之间的液体形成的压力。因此，分流系统流出端的压力与分流管远端的位置关系不大，而与腹内压参考点（零压力点）关系密切。很明显，腹内压还取决于患者的日常活动。同时，营养状况、个体解剖变异、运动或疾病均会对该压力造成影响。目前被广泛接受的说法是当人处于平卧位时，腹内压的零压力平面位于上腹部皮肤（Freimann 和 Sprung 的研究结果）（图9-7）。这意味着与比较瘦的患者相比，肥胖患者的腹内压零压力参考平面更高，因此肥胖患者平卧时可能出现引流不足的问题。与平卧位相比，直立位置在充分引流并防止过度分流方面具有更重要的意义，因为通常来说直立位置时候的过度引流更普遍。

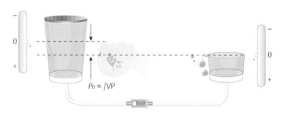

图 9-7　平卧位患者的差压分流阀模型

　　当患者处于直立位的时候，由于重力方向改变，腹腔内部的流体力学也发生变化。此时，腹腔内的净水压的零压力平面移到膈区（图9-8）。

　　无论接受分流手术的患者处于什么体位，均存在一个对分流产生影响的零压力平面。该参考平面的移动距离、变化频率及持

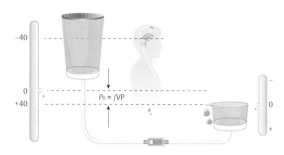

图 9-8　直立位时差压阀的物理学原理

续时间对分流效果有很大影响。脑脊液的平均生成速率是 20 ml/h。分流系统允许的流速高于脑脊液生产速率数倍[10]。当腹压短暂升高时，分流系统可以在腹压下降到正常值之前，通过较高的脑脊液引流速率而避免分流不足。因此只要在腹压变化的持续时间不超过 1~2 小时，发生分流不足的风险并不高。反之结果则不同：如果腹压由于某种原因下降将导致颅内压降低。由于脑脊液的生成速率远低于分流管内的液体流速，低颅压难以得到纠正。

　　腹膜的吸收能力非常强大，因此被引流至腹腔的脑脊液不会改变腹腔压力。所以，腹腔内零压力参考平面的位置不会因脑脊液引流而发生改变。

六、脑室心房分流术

　　与脑室腹腔分流术相反，脑室心房分流管末端在心房内的位置对颅内压的影响非常大。腔静脉、右心房或右心室内的压力变化很大。因此在进行脑室心房分流术时，必须准确放置分流管。前文所述的脑室腹腔分流术的原则也适用于脑室心房分流术。与脑室腹腔分流术类似，体位改变也会对脑室心房分流术产生影响。但需要注意的是，由于脑室心房分流术的零压力参考点位置与脑室

腹腔分流术不同，体位变化相关的参数也不同。由于人体的解剖特点，从室间孔至右心房之间的静水压低于脑室至膈的压差。因此，脑室心房分流术中直立位的静水压补偿较低。脑室腹腔或脑室心房分流术并发症发生的概率大体相当，但脑室心房分流术的并发症更严重，治疗更困难。[11-14]

七、分流阀的分类

根据其机械特性，分流阀可分为四种亚型，列举在表 9-1 中。主要分类为两种，即差压阀和静压阀。可调压阀允许非侵袭性的调整，并且不会改变阀门的流体力学特性。可调压阀仍然属于差压阀或静压阀，可以避免更换阀门的风险。一旦重新设定后，它便会像不可调压分流阀一样工作。

表 9-1　分流阀分类

阀	不可调压	可调压
差压阀		
硅酮裂隙阀	×	
覆膜阀	×	
球螺旋阀	×	×
静压阀		
抗虹吸阀	×	
流量降低阀	×	
重力阀	×	×

差压阀最早被成功地用于治疗脑积水的分流阀。在 20 世纪 50 年代，Spitz，Holter 和 Nulsen 便开始尝试使用这些分流阀[15-18]。这成为脑积水治疗的重大突破，奠定了现代脑积水分流术的发展。从那以后，多种不同的分流装置被发明，临床疗效和手术治疗效果得到很大提升。

接受分流手术后，颅内压由分流阀的开启性能及腹压决定。分流阀通过设定的开启压力将腹内压传导至脑室。差压阀的缺点是未考虑脑积水分流术后体位改变带来的影响。早在 20 世纪 60、70 年代，已经有学者注意到过度引流带来的问题并提出了解决方案[19]。但是体位改变引起的流体力学变化仍然没有被充分重视，过度引流甚至被视为一种罕见的或不太重要的并发症。一些临床回顾研究认为过度引流的发病率很低，尤其对于儿童[2, 20]。然而也有文献对儿童和成人的过度引流的相关并发症进行了充分的描述[21, 22]。

差压阀，无论是固定的压力阀还是可调压阀，无法同时满足平卧或直立体位的患者的要求。当患者处于直立体位时，腹腔内压力参考点位于隔膜，此处的腹压接近大气压力。连接患者脑室系统和腹腔的分流管可以被视为一个封闭的流体系统。同时，在各种腹腔内压力的情况下，差压阀可反映压力参考点或零压力平面的位置。

例如一个典型的开启压力为 10 cmH₂O 的差压阀，可以将零压力平面上移到膈上 10 cm。对于健康人来说，侧脑室室间孔处的颅内压为 0 cmH₂O，接近大气压力。根据患者的身高，差压阀必须补偿从膈到脑室的高度差引起的压力差。在成人患者，压差通常约为 30~40 cmH₂O；儿童或新生儿则会更小。开启压力 10 cmH₂O 的差压阀，在平卧位可以维持正常的颅内压；但在直立位则使颅内压变为负值：成人为 −30~−20 cmH₂O，儿童则为 −20~−10 cmH₂O。可见，无论对于成人或儿童，过低的颅内压不符合生理要求，存在发生硬膜下积液、脑室塌陷或头痛等并发症的风险。过低颅内压还可能撕裂桥静脉破裂而引发出血。事实上，直立体位时没有发生硬膜下积液并不意味着颅内压不为负值。无论采用差压阀的分流是否出现并发症，患者直立时颅内压都会变成负值。因此，尽管差压阀缓解了脑积水患者的颅内压增高的严重问题，它在临床的应用却存在局限。

尽管存在上述问题，各种类型的差压阀仍不断被研制出来并成功应用于临床。目前，尚无临床证据能证实某种分流阀的设计较其他更为优越[2]。然而，实验室的研究发现不同的分流阀之间具有明显的机械和流体力学方面的差异。

最早的差压阀是硅酮裂隙阀门，可以降低引流流速，功能与所谓的减流速装置类似[18, 23, 24]。膜式和球螺旋阀具有相似的流体力学性能，而球螺旋阀具有最可靠的性能[25, 26]。硅酮裂隙阀门的特性由硅酮材料的刚度决定。最简单的硅酮裂隙阀门末端是封闭的，管壁上有一个或多个狭缝。材料的硬度越高、管壁越厚、狭缝（切口）越小，则开启压力越高。更精巧的裂隙阀门，在管的末端具有十字形切口（图 9-9）。硅酮狭缝阀门现在已经很少被使用。

不可调压差压阀的第二种类型是覆膜式阀门。该装置通过硅膜结构封闭阀座而阻止分流，其开放性能取决于膜的硬度。在阀门内，圆形的膜覆盖阀座。如果作用于阀座的压力超过开启压力，膜的外围与阀座分离，分流阀开放并允许脑脊液流动。不同厚度的膜适配不同的阀门开启压力。膜越厚、越硬，则开启压力越高（图 9-10）。

球螺旋阀代表目前应用的第三代差压阀。在金属弹簧的支撑下，一个金属或蓝宝石球封闭圆形的阀座（图 9-11）。弹簧可以是圆柱形弹簧或片状弹簧。这种阀门的开启压力可以通过如下公式计算：

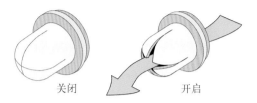

图 9-9　典型的硅酮狭缝阀门

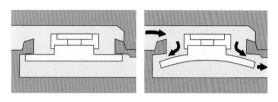

图 9-10　处于关闭及开放状态的覆膜阀门

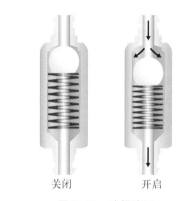

关闭　　　　开启

图 9-11　球螺旋阀

$$P=F/A \qquad (16)$$

其中 P 是该装置的开启压力，F 代表弹簧力，A 表示被球封闭的阀座面积。

因此，开启压力大小由弹簧力决定，而后者与阀座直径成正比。在脑积水分流中，脑脊液中黏性颗粒会对阀门的正常功能带来影响。此时可以选择较大面积的阀座，由于静水压及弹簧力更强而黏着力相对减少[27]（图 9-12）。

结合球螺旋与膜式双重特点的分流阀具有更高的开启压力或工作压力，影响分流阀的功能的黏滞力相对很小（图 9-12，右）。典型的例子是双开关阀（dual-switch valve, DSV）[27, 28] 和 MONOSTEP 阀，它们的原理

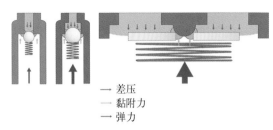

—— 差压
—— 黏附力
—— 弹力

图 9-12　采用不同弹簧及阀座的球螺旋阀

与前文所述球螺旋阀相反：封闭阀座的球不可移动、是阀门壳体的一部分，而阀座被集成到一个可移动的膜上。如果作用在阀座上的压力超过阀门的开启压力（由弹簧力决定），则分流阀开放。如果压力作用的阀座面积超过球螺旋阀 200 倍，那么使阀门开启所需要的力也会比球螺旋阀大 200 倍。这种分流阀的临床应用经验及可靠性已有报道[28-37]。

降低堵管风险的另一个方案是采用缩小差压阀体积。miniNAV 阀的直径与分流管相当。阀内的通道内径小于分流管，脑脊液流经分流阀时流速增高，有利于减少蛋白质的沉积。然而，尚无临床证据表明在预防堵管或其他功能方面某种差压阀的设计更优（图 9-13）。

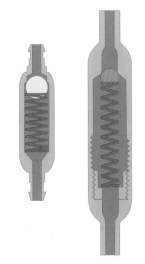

图 9-13　miniNAV 阀与其他差压阀比较

八、可调压差压阀

可调压差压阀为目前最广泛使用的差压阀，可以满足多样的临床需求[38]。不可调差压阀具有不同的开启压力特性，不同制造商的产品的压力范围不同。阀门的开启压力分为极低、低、中、高和极高。极低压是指 2~4 cmH$_2$O，极高压为 18~20 cmH$_2$O。外科医师往往根据经验，选择一个医师自认为的最佳开启压力。这种选择并非基于科学性的临床证据。在临床上，普遍认为高开启压力有利于降低过度分流的风险，而低开启压力可减少分流不足的发生率。如果出现硬膜下积液（过度分流）、临床症状不缓解（分流不足）或其他并发症，植入的差压阀需要被替换为更低或更高的开启压力的阀门。另外，基于流体力学的认识，抗虹吸装置的应用也越来越普遍（见下文）[19,21,23-25,29,31,32,39-41]。

为了避免更换分流阀，允许非侵袭调整开启压力的可调压分流装置已被开发出来。在分流不足的情况下，可以调低开启压力；在过度分流的情况下，则可调高开启压力（图 9-14）。

虽然与不可调压差压阀相比，其优越性尚未得到充分证实，可调压分流阀已经普遍被应用[42-44]。这可能是令人惊讶的，因为尽量减少调整压力的次数应该能延长植入分流阀的寿命。一种解释是可调压和不可调压阀之间不存在感染发生率差异，而感染率对分流患者的生存曲线具有高度影响。然而，可调压装置的临床效果并没有显著提高。这可能是因为可调压阀具有与差压阀相似的机械性能，而整体性能提升有限。可调压分流装置也同样无法解决所有问题。

在两种情况下需要再调整分流阀的开启压力。第一种情况是由于分流不足造成症状

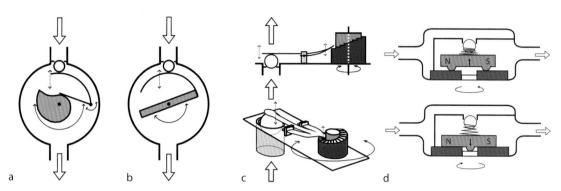

图 9-14　脑积水分流术后调压的原理。(a) proGAV 的原理；(b) Sophysa 的原理；(c) CODMAN MEDOS 的原理；(d) STRATA 的原理

不缓解，应调低阀门的开启压力。另一种情况是为改善过度分流而将开启压力调高。然而，改变阀门开启压力设置后也可能带来新的问题：开启压力升高会导致患者在平卧位时出现分流不足，反之会增加直立位时发生过度分流的风险。

可调压差压阀提供了从 0 到最高 20 cmH₂O 之间的开启压力设置范围。对于过度分流，可将阀开启压力调整为 20 cmH₂O。当成年患者位于直立位时，该压力值过低。分流患者硅酮导管内的静水压力可高达 40 cmH₂O，20 cmH₂O 的最高开启压仍无法充分抵消该静水压，故不能使颅内压维持在生理要求范围内。由于颅内压可降至 −20 cmH₂O，

硬膜下积液无法缓解。当患者处于平卧位时该压力值设定偏高。颅内压的正常范围约为 10~15 cmH₂O。将开启压调整至 20 cmH₂O 后，长时间平卧后颅内压升高甚至达到脑积水的程度。对于正常压力脑积水（NPH）患者更应警惕，因为分流不足可能使临床症状加重[34, 45]。此类阀门在直立位发生严重过度引流并发症的风险较低，但平卧位分流不足的缺陷限制了其应用（图 9-15）。

临床治疗效果不佳并出现分流不足的患者可发生相反的情况，将开启压力调整得非常低会增加直立位时发生过度引流相关的并发症的风险（图 9-16）。

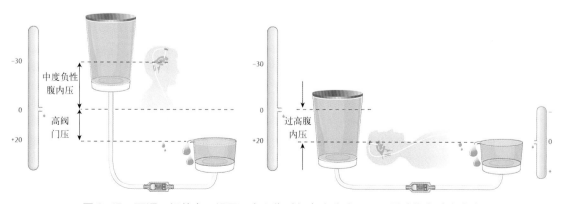

图 9-15　可调压阀的高压设置：直立位时仍存在分流不足，平卧位有过度分流

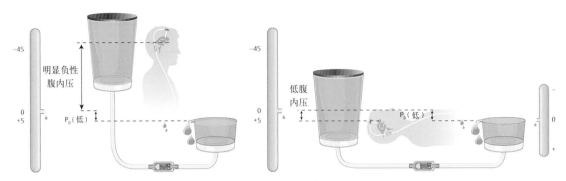

图 9-16 分流不足的患者的低压设置

尽管没有临床证据证明可调压阀的优势，但有机械性证据表明差压阀无法使 NPH 患者重新建立符合生理要求的脑脊液循环。尽管价格更加昂贵，但可调压的分流阀已经被广泛接受并被普遍使用[41]。

第一个可调压阀是在 20 世纪 80 年代后期被引入市场的 Sophysa SU8 型分流阀，能提供 4~20 cmH$_2$O 范围的 8 级压力设定。该阀具有扁圆形外壳，壳体正中有一个转子，其两端分别固定一块小磁铁。转子的一端连接弧形弹簧片，如果转子转动，则弧形弹簧的有效长度，即力臂发生变化，导致阀的开启压力改变。弹簧的有效长度短，对阀座上的小球施加的压力高，开启压力升高；反之则开启压力降低。当弹簧的有效长度最长时，阀门的压力设置最低。为了降低意外调整的风险，阀门壳体纵向刻有 8 个沟槽，弹簧片另一端呈钩状，可以弹性地卡在这些沟槽中（图 9-17）。

调整压力时，根据所需的开启压力通过磁铁从外面使转子转动到所需的位置。此分流阀的最大缺点是容易被日常的外界磁场误调整[46]。最高和最低的压力设置之间转子旋转约 90°。转子的位置可通过测压工具来确定，其指针指向转子内的磁铁位置。将测压工具平行分流管放置，通过指针位置可

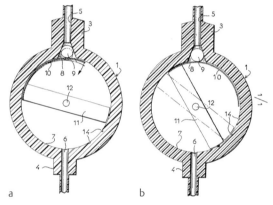

图 9-17 （a 和 b）市场上的第一款可调差压阀，即 Sophysa SU 8 型分流阀

以读取设定的压力。由于转子旋转范围为 90°，存在误读的可能。不确定时可通过 X 线片来确认[47]。

为了克服上述缺点，避免植入后被误调整的风险，Sophysa 公司[48] 开发了 Polaris 阀。该阀的转子磁铁以轮辐的方式运动。平时两块磁铁由于磁极吸引而被拉向阀门轴，卡入阀门轴的轮齿中，转子被固定而无法转动。进行调压时，由于调压工具的磁场更强，迫使转子磁铁向外壳移动而远离阀门轴。转子被解锁而自由转动，允许开启压力被调整（图 9-18）[49]。

第二个进入市场的可调压阀是 CODMAN HAKIM，被称为 MEDOS CODMAN 可编

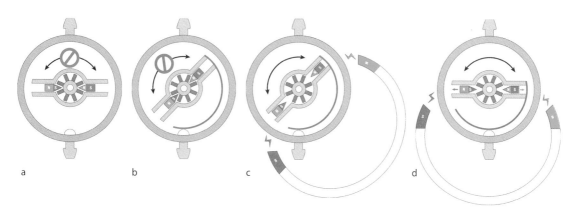

图 9-18　Sophysa Polaris 阀的原理。（a）转子被锁定，无法调节；（b）转子由外部磁铁解锁，可以调压；（c）解锁状态下转子位置发生变化；（d）调压结束后转子被锁定在新的位置[49]（图片取得许可）

程分流阀。弹簧片对位于阀座的小球施加压力，而弹簧力可以通过放置在阀门上方的外界磁场来调整。在一端，弹簧压在阀座的球上；在另一端弹簧卡在转子的"台阶"上，转子可 360° 旋转。随着转子的转动，弹簧一端沿台阶上升或下降，从而改变开启压力。Codman 公司[50] 提供了一种特殊的工具用于调压。转子有 8 个小磁铁，圆柱形地放置在转子的外端。磁体南北极的方向平行于转子轴，同时相邻磁铁的磁极方向相反。在调压过程中，每调一档转子旋转 20°。调压工具置于阀门上方，随着工具磁场方向改变，阀门压力可逐渐被调整为最低。设定压力最低时弹簧位于转子台阶的最低处，并且无法跳跃到与最低台阶相邻的最高处台阶。从最低处向高调整时，向相反的方向转动转子即可。调整一档相当于 1 cmH$_2$O 的压力变化。最高设定压力为 20 cmH$_2$O；最低为 3 cmH$_2$O。该阀门的最大缺点是必须依赖 X 线片来确认调整后的压力（图 9-19）[51]。

MEDOS HAKIM 阀的另一个重要问题是：文献证实它有可能被外界磁场误调整[52-56]。个别患者的阀被意外地从最高压调整到最低而

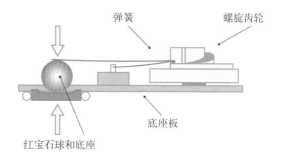

图 9-19　MEDOS HAKIM 可调压阀的原理[51]（图片取得许可）

发生严重并发症。当阀门被调整到最高压力（20 cmH$_2$O）时，转子向一定的方向旋转 20° 则可使设定压力降为最低的 3 cmH$_2$O。这对于需要设定为最高开启压力的患者是特别危险的[53]。

调压后必须经 X 线片确认的要求对于儿科也很麻烦，因为儿童应尽量避免 X 线片检查。为此，制造商推出了通过声学精确调整阀门设定的装置。在调压过程中，弹簧沿台阶升降时发出的每个声音被麦克风检测到。如果检测设备捕捉到的典型的声音数量与弹簧升降的台阶数不符，必须再次调整或意味着调压不成功。尽管该调压检测装置的功能已经得到证实，但仍不能确保 100% 成

功。因此，抛开法律的角度，调压必须经 X
线片确认[57, 58]。

在 20 世纪 90 年代，PS 医疗（Medtronic
公司）开发了另一种可调压差压阀，被称为
STRATA 分流阀，由放置在阀门上方外界
磁场来调压。该阀门内有两个不同的弹簧：
其中一个用来设定开启压力；另一个在无周
围的磁场时将转子固定在适当的位置。调压
工具的磁场可对抗相对较弱的弹簧力，将转
子拉升后，转子可随外界磁场而转动。随转
子的转动，弹簧力发生变化而改变阀门的开
启压力。该阀门具有 2~15 cmH$_2$O 的五档设
置（图 9-20）[59, 60]。

该分流阀的调压也通过施加外部磁场实
现。调整后无需通过 X 线片确认。Medtronic
公司提供了一个具有磁敏感组件的电子设
备，可以通过屏幕显示转子的位置以及开启
压力的设定[56, 61-63]。该阀可以单独应用或适
配抗虹吸单元（见下文）。

九、流体静压装置

自从人们开始尝试利用分流手术治疗脑
积水后，过度分流的问题日益突出。此后，

三种不同的技术被应用于临床以提高疗效并
降低并发症，特别是由过度分流引起的并发
症的发生率。目前认为，过度分流相关的并
发症基于个体差异，并非分流手术的系统性
不良结果。因此除非针对因过度分流而引起
并发症的病例，差压阀很少与流体静压装置
联合应用。

静压装置应被定义为具有消除或避免过
度分流功能的分流阀或阀门组件。第一个此
类装置由 Portnoy 等人提出，即抗虹吸装
置[19]。其原理精妙并非常有效：该装置具
有一个 1 mm 直径的圆形出口，一张薄膜关
闭装置的底部。远端出口吸力和近端的压力
共同作用于膜，但近端压力作用的面积比远
端吸力作用的面积大 18 倍（图 9-21）。

装置被关闭时，会有两个不同的力作
用于膜。压力是指作用于一定面积的力。
因此，作用于膜的远端或近端力大小是不
同的。近端力由颅内压作用于膜产生，面
积是覆盖远端出口的膜的 18 倍。远端的
分流管内液柱产生的负压会对膜施加吸
力，直立位时更明显。成年患者的典型值
是 -40 cmH$_2$O。颅内压一般为 10 cmH$_2$O。
阀门的开启力可以通过以下公式计算：

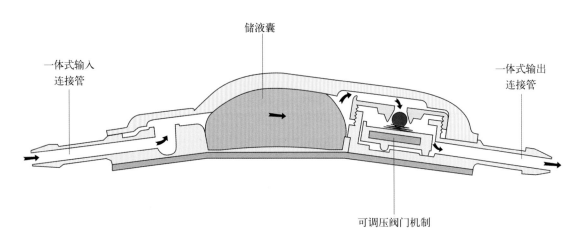

图 9-20 Medtronic 公司 STRATA 阀的原理[59, 60]（图片取得许可）

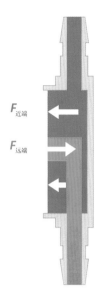

图 9–21　抗虹吸装置的原理。膜（黄色）关闭阀座。来自脑室、作用于膜的近端压力（蓝色）比远端引流的吸力（红色）明显低时，阀门开启

$$F_d = p_d \times \frac{1}{4} \times D^2 \times \pi \qquad (17)$$

$$F_p = p_p \times 18 \times \frac{1}{4} \times D^2 \times \pi \qquad (18)$$

其中 F_d 是由远端水柱引起的力；F_p 是由近端水柱产生的力或近端压力作用在封闭膜上的力（包括颅内压）；D 是由膜封闭的阀座的远端部分的横截面；P_d 是关闭阀座的近端压力；P_p 是封闭阀座的近端压力。

膜是否开放取决于对抗远端力 F_d 的近端力大小。如果 F_p 大于 F_d，则膜被开放，允许脑脊液引流。该机制可确保患者无论处于何种体位，颅内压都不会变为负值。如果颅内压变为零，则 F_p 也变为零。出口处的负压不会对颅内压造成影响；如果膜持续封闭装置，分流则停止。如果脑脊液产生过多而使颅内压升高，则 F_p 也会增高。当 F_p 高于 F_d，则阀门开放，允许脑脊液流动。在上面的例子中，直立位时静

水压力以 40 cmH$_2$O 来计算，则理论上抗虹吸装置的开放压力将为 40 cmH$_2$O 除以 18，即 2.22 cmH$_2$O。如果想将颅内压维持在 10 cmH$_2$O，同时被植入的差压阀的开启压力应调整为 7.78 cmH$_2$O。抗虹吸装置机制可抵消"虹吸"作用：远端分流管压力越低，分流系统的开启压力越高（图 9–22）[19]。

虽然抗虹吸装置已成功地被应用于临床，它有一个系统性的、非常严重的缺陷。前文所述的情况不包括皮下组织产生的压力的影响。有文献报道了适配抗虹吸装置单元的分流阀植入后出现分流不足的问题[19, 41, 64–67]。

除了分流装置的远端静水压，皮下压力也会对分流产生影响。分流系统被周围组织包裹，产生无法预知的力作用于膜。阀门上方的瘢痕甚至会使这种情况更加严重。如果患者处于卧位并压迫该装置，作用于外表面

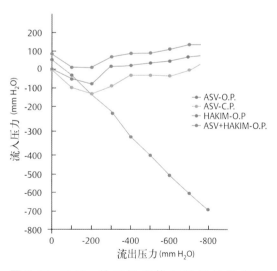

图 9–22　Hakim 差压阀和抗虹吸阀的开启压力（opening pressure，OP）与关闭压力（closing pressure，CP）依赖为负值的远端压力。ASD，抗虹吸装置；ASV，抗虹吸阀；ASV–CP，抗虹吸阀关闭压力；ASV +HAKIM OP，ASV 和 HAKIM 的组合；ASV–OP，抗虹吸阀的开启压力；HAKIM OP，HAKIM 差压阀的开启压力

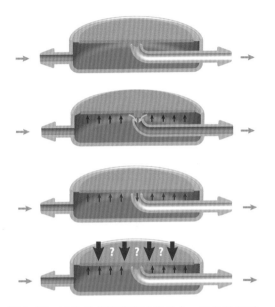

图 9-23 决定抗虹吸装置功能的力。设备关闭时，无脑脊液被排出。增加颅内压使板（膜）离开阀座，允许脑脊液引流。由于面积相对小，远端吸力几乎不会影响装置的开放；对设备影响最大的是不可预测的皮下压力，会使分流系统内产生不可预知的压力改变

膜的力也会不可预知地增加（图 9-23）。因此，抗虹吸装置同样不能重建令人满意、满足生理需求的颅内压环境[65]。针对这个问题，也有人提出了其他解决方案。事实上，导致治疗效果欠佳的原因多种多样，这种装置的效果很难与差压阀简单进行比较[2]。

除此之外，DELTA 阀[68] 和 STRATA 阀[69-71] 等适配抗虹吸组件的分流阀需要精准放置。如果阀门的位置太低，会导致颅内压过低而出现过度分流的症状；如果位置太高，例如位于额部的骨孔旁，则颅内压可能显著高于生理值[64]。对于腰大池腹腔分流，由于分流阀植入位置的原因，无法预防过度引流。

第二种流体静压阀由 Sainte-Rose 等[72] 在 1989 年设计，在该方案中认为脑脊液的生产量变化不大，这种阀可以在脑脊液生

产率的限制范围内控制脑脊液的分流量。Orbis Sigma 阀是一种膜性阀门，当压力增加时会自动减小阀座的开放面积。对于传统的差压阀，颅内压升高会增加分流量。与此相反，Orbis Sigma 阀会缩小引流通道，从而实现在压力升高的情况下稳定分流量的作用。

该阀门的结构是硅膜集成一个中间有孔的蓝宝石板，膜被固定在阀门壳体上。壳体的中部有红宝石销封闭蓝宝石板的中孔。当入口和出口之间不存在压差时，阀门处于关闭的状态（步骤 1）。当入口处压力大于出口处时，膜在这一压力差的作用下移动，阀门开放并允许脑脊液流动。此时的流速约为 20 ml/h，相当于正常的平均脑脊液生产速率。由于红宝石销的形状，阀座开放的面积取决于膜的位置，而后者又取决于压力差。当红宝石销使硅膜中的孔缩小时压力升高，阻止了脑脊液引流的增加（步骤 2）。约 40 cmH_2O 的压力差可使膜到达销的末端，孔完全开放，脑脊液引流迅速增加（步骤 3）（图 9-24）。

与抗虹吸装置的技术类似，临床研究亦未能发现差压阀与 Orbis Sigma 阀之间的明

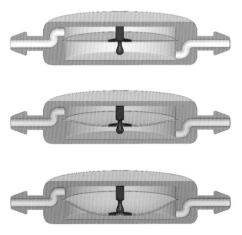

图 9-24 Orbis Sigma 阀的原理

显差异[2, 73–75]。原因可能包括以下几方面。

首先，脑脊液的产生率并不一定是恒定的，其产生量在一生中会发生变化：儿童的脑脊液量较成年人少。同时，脑脊液的生产速率存在个体差异，甚至同一个体在一天内也在不断变化（图 9–25）[76]。

在接受了分流手术的脑积水患者体内很难建立一个流量控制体系。目前可用的分流阀均为压力依赖性。控制分流流量意味着首先要测定脑脊液的实际生产速度以及实际吸收比率，按照平衡计算出需要分流的脑脊液量。如果脑脊液无法被吸收，同时其生成速率高于允许的 20 ml/h，那么颅内压将增加，导致分流不足。相反，如果脑脊液生成率低

于 20 ml/h，可能导致过度分流。如果分流量超过生成量，颅内压会降低，患者会出现过度分流（图 9–26）。因此，文献报道已经证实脑脊液减流装置可能导致过度分流或分流不足[34, 73, 77–81]。

Codman 开发了另一种减流装置。SIPHONGUARD 阀根据需要分流的量，通过对抗弹簧力将小球压向阀座而减少流经阀门的脑脊液量。如果流量超过某一临界值时，球关闭阀门的主要流出通道，这一机制在体位改变或脑脊液生成增多时被启动。在任一情况下，脑脊液引流被平行于主阀座的狭窄流出道而限制，导致流出阻力显著升高（图 9–27）。该装置的功能与体位无关，仅取决于差压。直立位时静水压力最高，或阀门内的流量大于平均的脑脊液的产生速度，减流功能被启动。当生产速率高时（例如夜间深快速眼动睡眠期）的阻力可能过高而导致颅内高压危象。

患者处于直立位时静水压力升高，减流装置可阻止脑脊液分流增加而防止过度分

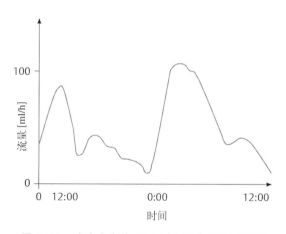

图 9–25　分流患者的 24 小时内脑脊液生成情况

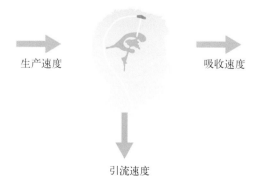

生产速度　　吸收速度

引流速度

图 9–26　分流系统内的流量控制理论

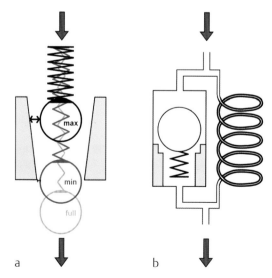

图 9–27　两种减流装置原理。(a) Orbis Sigma 阀原理；(b) SIPHONGUARD 阀原理

流。其重大缺点是因其流出通道狭窄而容易发生阻塞（与标准差压阀相比）或机械性闭塞。对于 Orbis Sigma 阀，流出通道的最小半径约为 690 μm，厚度约为 15 μm。脑脊液内含有白细胞，其中单核细胞的直径可达到 20 μm。分流阀堵塞而失效的最常见原因是脑脊液内的有机物质、细胞和蛋白凝聚。SIPHONGUARD 阀的螺旋形、高阻力通道有一长度约 15 cm、直径大约为 550 μm 毛细管；针对极高压力缺乏"安全压力水平"，这同样是很大的问题。危险的颅内高压危象有 A 波或 B 波，后者可能最终导致 NPH 脑脊液不能被吸收或仅吸收非常缓慢[82]。

最后一组静压装置可以消除体位变化带来的影响，其原理基于 Salomón Hakim[83]于 1974 年发表的专利。金属球的重量抵消体位变化带来的静水压力改变。令人费解的是，该原理仅对腰大池腹腔分流术，而非脑室腹腔分流术有效。据此，Hakim 公司开发了金属球的重量抵消分流管静水压力的多款分流设备。

DSV 发明于 1996 年，壳体内包含两个平行的阀室。其中一个阀室被用来控制平卧位的压力，而另一个被用在直立位时[27]。传统的差压阀在平卧位时具有充足的开启压力，而直立位时则要求较高的压力，即室间孔至膈的距离产生的压差。两个阀室的开放由一个钽球的位移来决定，其作用类似一个开关。平卧位时，低压力阀室远端的流出通道开放；而在直立位，钽球以 60°~70°的角度关闭通道。小于该封闭角度时，钽球可缩小开关底座面积而减少流量。因此 DSV 工作在两个不同的开启压力之间，分别对应平卧和直立体位，故被称为开关型重力阀。

DSV 的钛壳体内有两张膜，分别成为钛金属板。在阀门的中心，小球被固定在壳体上。两根不同强度的弹簧将膜压靠在小球上，产生不同体位下不同的开放特性。该阀的植入部位是成人患者的胸部，重点是保证阀门与体轴平行以确保其正常发挥功能。如位置倾斜，可能导致过度分流相关的并发症（图 9-28）。

DSV 是临床上首款用于治疗 NPH 的重力控制阀。有些机构报道其临床效果优良，但也仅为经验性的论断并缺乏明确的证据[29,31,33-37,84,85]。与市场上的其他分流阀类似，其性能缺乏独立的前瞻性随机试验研究结果支持。然而，临床资料表明与差压阀相比，该阀的设计有利于降低过度分流相关的并发症的发生率[35,36]。

早期应用 DSV 的病例是一位 40 岁女性 NPH 患者。开启压力分别被设定为平卧位时 13 cmH$_2$O 和直立位时 40 cmH$_2$O。阀门被置于胸段的上部皮下。1 个月后，患者出现剧烈头痛和恶化的步态异常。CT 显示了需要处理的双侧硬脑膜下出血（图 9-29），随后结扎了分流管。患者为桶状胸，阀门被植入在锁骨下沟后处于一个过于倾斜的位置，因此高压力阀室无法工作（图 9-30）。血肿吸收后，患者脑积水的症状存在，仍需要进行分流。于是一个相同类型的阀门（16/50）被植入在胸下段皮下并确保直立时阀门处于垂直位置。患者的临床症状得到显著改善，没有出现其他的并发症。CT 显示脑室明显变小，无硬脑膜下积液发生（图 9-30）。虽然该病例并不充分，但重力阀的理论已被接受，其应用意味着脑积水分流技术的重大突破[86]。

尽管有临床资料表明 DSV 的应用取得了良好的临床效果，该阀门并没有被大规模应用。一个原因是阀门的尺寸，另外它的植入位置要求是胸部中、下段区域（如胸骨）。

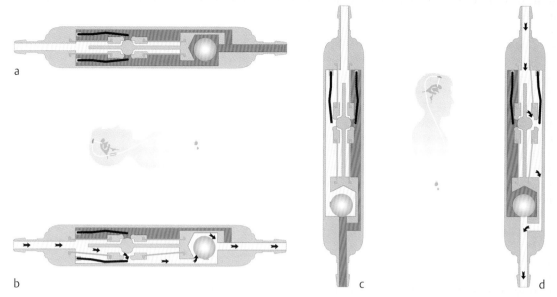

图 9-28 DSV 的工作原理。(a) 卧位时颅内压低于阀门的开启压力，设备关闭;(b) 颅内压升高，阀门的水平部分开放，颅内压被控制在要求的限制范围内;(c) 在直立位钽开关（绿色）关闭低压室的通路，针对平卧位置的阀室被封闭。此时还没有达到针对直立位的开启压力，不允许任何分流;(d) 压力达到高压阀室开启压力;阀门开启，使允许脑脊液流动以避免颅内压进一步增加

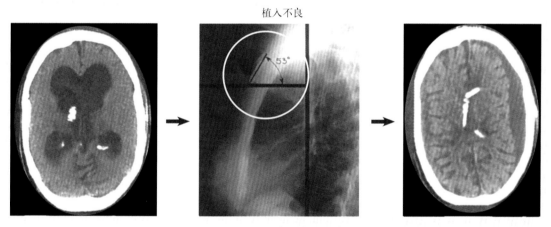

图 9-29　DSV 不正确的位置和临床后果

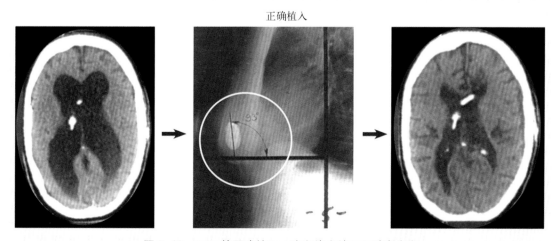

图 9-30　DSV 的正确植入：脑室缩小并且无过度分流

这一点仅适用于成年患者，并且与神经外科的手术习惯不符。临床应用受限的第二个原因是可调压装置越来越受欢迎。

另一个重力阀的原理由 Hakim 提出。他开发了一种具有两个系列阀门的分流系统：一个是常规的球螺旋阀，第二个不是由弹簧控制而是通过三只不锈钢球的重力来控制。阀门的壳体呈 U 形，入口和出口的连接器被设计成与阀门的轴线垂直。这种水平-垂直阀仅使用于腰大池腹腔分流术。原因是，患者直立时由于脑脊液液柱产生静水压，需要较高的开启压力。然而，该阀门必须保持垂直才能正常发挥功能，这在腰大池腹腔分流术中很难实现。

与开关型重力阀相反，这种设计被称为模拟型，因为球的重量可在任何角度抵消静水压力。相关力以模拟角度的正弦函数的方式在变化。

在 DSV 的临床应用经验和 Hakim 理念的基础上，与可调压阀合用的 SHUNTASSISTANT（Miethke，Potsdam，Germany）以及重力补偿附件（Cordis，Biot，Valbonne，France）被开发出来。与 Hakim 的水平-垂直阀和重力补偿附件不同，SHUNTASSISTANT 不依赖不锈钢球发挥抗重力作用。模拟式阀的开启压由球的重量和阀的位置决定。球的重量取决于所使用的材料或者其比重。阀门的壳体要求体积小，特别是对儿童，需要在耳后菲薄的皮肤下平行身体长轴植入，因此尽量将抗重力阀的体积缩小。所以，SHUNTASSISTANT 包含钽球以发挥抗重力作用。不锈钢比重约为 7.8 kg/L，而钽的比重是 16.6 kg/L。小钽球控制一个直径 4.6 mm、长度为 23.7 mm 的小壳体，包括连接器。儿童用的版本具有较弱的抗重力特性，直径为 4 mm，几乎与标准的硅管相当（图 9-31）。

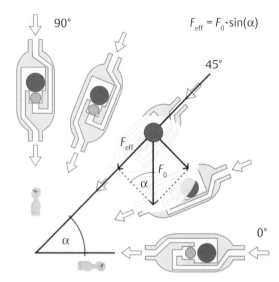

图 9-31　抗重力模拟型阀的原理

当患者处于平卧位时，钽球重量不会增加由弹簧力控制的球螺旋阀的开启压力；当患者处于直立位时，小球的重量抵消了分流系统内的静水压。SHUNTASSISTANT 的构造包括两个不同的球：一个位于阀座上的小蓝宝石球和一个较大的钽球。钽球的重量作用于蓝宝石球，从而控制设备的开放性质。重力可以按角度的正弦公式计算。当患者处于直立位时，重力达到最大。90°正弦等于 1。体位相关的开启压力计算方式如下：

$$p(\alpha) = p_{\max} \times \sin(\alpha) \tag{19}$$

最大开启压的设定应参照患者的身高。个子高的人，需要的重力补偿更高。根据重力阀应用的临床经验，阀的选择方法可归纳如下：

- 患者身高低于 1.6 m：$p_{\max}$=15 cmH$_2$O
- 患者身高在 1.6~1.8 m：$p_{\max}$=20 cmH$_2$O
- 患者身高超过 1.8 m：$p_{\max}$=25 cmH$_2$O

但是至今，上述建议缺乏临床依据。不同患者的最佳开启压力可能高于或低于上述建议。

如上所述，模拟型的重力装置的正常功能依赖于严格的垂直放置。Park 等[87] 报道该阀门的功能与体位有明确的相关性，相对于垂直方向倾斜超过 20°，将增加分流不足的风险。

SHUNTASSISTANT 或重力补偿附件可以与差压阀共同使用[88]。通常 SHUNTASSISTANT 被植入在差压阀远端，如图 9–32 所示。

对脑室腹腔分流术起决定性作用的是在腹腔内零压力平面的位置。该平面是参考点，通过分流阀将压力传导至脑室。该系统的抗重力部分与体位相关（从 0 到最大开启压力之间变化），差压阀不依赖于体位变化。如果选择了可调压的差压阀，那么分流系统的这部分可以适应个体化的要求。对任何差压阀调压后，在平卧或直立位会产生相同的结果，但显然调压仅对其中一个体位有效，位于其他体位，它可能会使临床表现加重。整个系统的开放特性必须考虑两个装置的开启压力的总和。因此，这种组合无法提供仅调整其中一个装置的选项。例如，只调整直立位时的开启压力，而不改变平卧位时的设置。

DSV 要求植入在胸部中、下段区域（如胸骨），这限制了其临床应用。重力辅助阀（gravity-assisted valve，GAV）是一种能替代 DSV 的产品，其尺寸对临床应用的限制很小。两种阀都可以可靠地抵消因体位变化产生的静水压改变。尚无临床依据证明何种方案更优。开关式阀门中的 DSV 能提供强大的弹簧力和较大的膜，是非常可靠而耐用的分流阀。具有传统的球螺旋结构的 GAV 理论上可靠性差一些，但尚无实验室或临床证据证实这一点。GAV 及模拟型阀可以在倾斜体位时准确地抵消静水压。这同时也是它的不足，因为阀门对足够的开启压力和植入位置要求很高（图 9–33）。

已证明 DSV 处在 45°~60° 的半斜位时出现过度分流的风险并不高，理论上 DSV 在斜位时具有防止脑脊液过快引流的优势。如果将直立位的开启压力设定得很高，GAV 在任何角度都会导致分流不足，而 DSV 依然像差压阀一样工作，脑脊液引流也会比 GAV 更充分。因开关球可使流出通道缩小，因此与正常的差压阀相比通过 DSV 的脑脊液量更少，避免了过度引流的

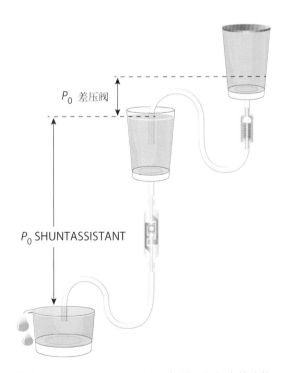

P_0 差压阀

P_0 SHUNTASSISTANT

图 9–32 SHUNTASSISTANT 与差压阀组合的功能

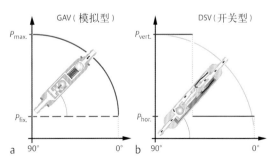

图 9–33 （a）DSV 和（b）GAV 的比较

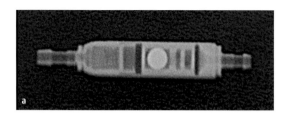

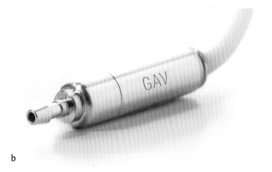

图 9-34　GAV 的 X 线片（a）及照片（b）

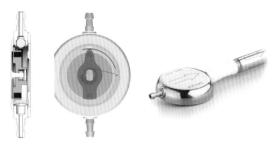

图 9-35　proGAV 调压的原理和照片（右为两者结合的照片）

风险。GAV（图 9-34）可以替代 DSV，像其他分流阀一样植入患者的耳后。唯一需要注意的是，阀体必须平行于体轴。

重力阀存在的问题是如果植入位置不正确[87]，长期卧床患者可能发生分流不足[89]或分流管堵塞。理论上任何类型的分流管都可能导致上述并发症，并非重力阀独有的问题。因此，可调压的差压阀被开发出来。抗重力特性结合可调压功能有利于进一步减少分流不足或过度分流等并发症发生的风险，在临床应用上更具有优势。抗重力分流管提供两个调整选项：调整平卧位的开启压力和直立位的阀门性能。

proGAV 是在 2004 年被推向市场的[90]。proGAV 同时具有一个可调节差压阀和一个重力阀，后者在患者处于平卧位时可以控制压力。该阀的设计改进了市场上已有的可调压阀如 CODMAN HAKIM 阀、STRATA 阀和 Sophysa SU8 阀的不足。分流阀应该具备预防意外误调压的机制。同时调整后的压力读取不应依赖 X 线片，这一点对新生儿和

儿童患者来说尤为重要。此外调整的过程还应该尽可能简便，调整后的压力测读必须可靠而精确。分流阀应能同时应用于新生儿和成人患者；应具备最低和最高的合理压力调整功能（图 9-35）。

蓝宝石球（黄色）由弹力（红色）压在阀座上。弹簧是 0.1 mm 粗的钛丝，其弹力通过集成两块磁铁的转子（蓝色）来调整。钛丝弹簧以直角焊接在钛轴上，后者被轴固定在两个小孔中，可自由转动。另一个弧形钛杆也被焊接在轴上，与钛丝弹簧成 50°。弹簧力通过钛杆传导到阀门球（黄色）。该弹簧丝是最可靠、最简单的弹簧。该阀的调整通过在外界磁场使转子（蓝色）转动来实现（转子内的磁铁；图 9-36）。

为了避免日常生活中的磁场或 MRI 造成意外调整，在没有外力作用于钛制的阀门壳体上时，转子被固定在壳体内。在调整工具产生的磁场作用下，转子被向上移动而解锁。调压工具会下压阀门的壳体而使阀门轴下移，转子与壳体分离并转动到调压工具的磁场规定的位置。已经证实该遏制转子的机制能够有效地避免高达 3T 的外部磁场引起的意外调整（图 9-37）[61]。

该阀门调压后的验证很容易，无需 X 线片辅助。测压工具（例 "proGAV 的测压工具"）放置在阀门的上方，按下按钮后测

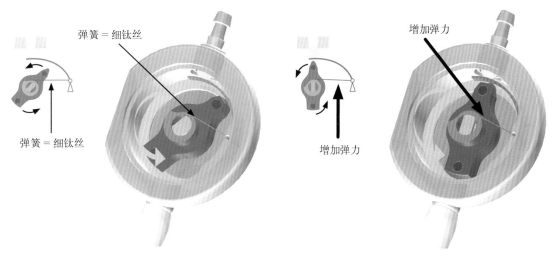

图 9-36　通过转动转子进行 proGAV 的调压

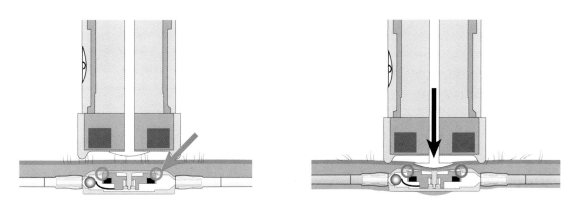

图 9-37　proGAV 的制动功能可避免意外的调整及在调整操作中解锁的方法。红色箭头所示为钛外壳，其中转子弹性压靠阀门壁上；转子与壳体之间的摩擦阻力阻碍转子（左）的运动；如果调整工具正确放置在阀门上方并下压阀门壳体，摩擦消失（红圈），转子被转动到调整工具确定的位置

压工具内的制动器释放，指示器转动到阀门转子磁铁的位置，通过这种方法可获知调整后的压力。准确的压力读取要求将测压工具准确地放置在阀门的上方。如果测压工具距阀门的中心超过 3 mm，读取误差可能超过 3 cmH$_2$O。另一种校验工具为上下两面为玻璃窗的圆盘，内部有一块磁铁漂浮在盘中。将此检验工具在阀门植入区域的皮肤上方滑行，圆盘中的磁铁与阀门的磁铁互相吸引，通过工具的数字可以读取调整后的压力。如

果需要，调压也可以通过 X 线片确认（图 9-38）。

从 2004 年被引入市场以来，相关文献已经证实了抗重力分流技术优良的临床效果。与不可调压重力阀比较，无创的调压方式对提高脑积水治疗的效果有很大帮助[40, 61, 91-95]。

可调压的静压装置

目前应用于临床的三种静压阀是抗虹吸装置阀、减流阀和重力阀。其中调压最复杂

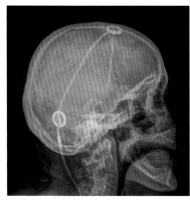
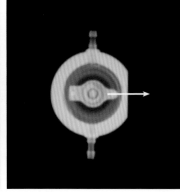
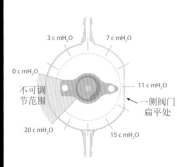

图 9-38 在 X 线片下确认 proGAV 的调压结果

的是抗虹吸装置。STRATA 阀包含抗虹吸装置和可调压差压阀。然而，尽管可调压，该装置无法解决以下问题：植入位置不正确时（太高或太低）可能导致分流不足或过度分流；组织或机体反应造成的皮下压力增加或抗虹吸装置性能改变以及材料特性或机械性能发生变化。抗虹吸装置允许对效果不佳的脑脊液分流术后患者进行非侵入性的压力调整。例如，通过调节薄膜的弹性来改变抗虹吸装置薄膜的特性，从而增加或减少工作或开启压力。图 9-39 演示了该装置的示意图。抗虹吸装置壳体内有一个带螺纹的套桶，顶端覆盖有薄膜，外界磁铁移动转子可使之转动。在一个方向上转动转子（红色）可使薄膜及套桶上下移动来改变工作压力。然而该装置目前尚未大规模应用。

第二类静压阀是减流装置，可以将脑脊液引流速度控制在约 20 ml/h。脑脊液引流的流量控制通过改变阀座上的流出通道的狭窄程度来实现，当作用在装置上的压差增加时通道变得更窄。脑脊液中的黏度改变、细胞颗粒比例或脑脊液的平均生产速度的改变均可能需要改变压力来避免过度分流或分流不足。减流阀在 1985 年获得专利（图 9-40），但尚未应用于临床[96]。

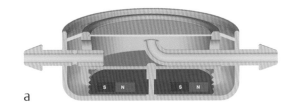

a

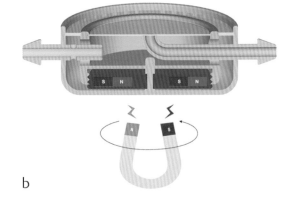

b

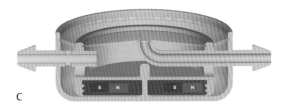

c

图 9-39 可调压抗虹吸装置的概念。(a) 正常调整；(b) 低压设置；(c) 高压设置

目前唯一被应用于临床中的可调静压阀是可调压 proSA 重力阀[97]。该装置的基本原理是调节用于对抗重力的弹簧力。其原理如图 9-41 所示。一个金属球（红色）的重量作用于另一个蓝宝石球（黄色），后者封闭充满水的管出口。两球的重量可抵消管内的静水压。如果水压超过小球重量时，管道开放并允许脑脊液流出。在球重力和水压力之间平衡时水流停止（1）。将一枚质量可以

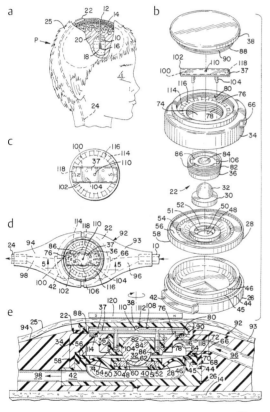

图 9-40　（a~e）可调压的减流装置示意图[96]

忽略不计的弹簧片一端连接于接头上并可以自由转动，中间置于螺旋弹簧上，另一端位于两个小球之间。在静水压平衡未被打破的前提下，小球不需要弹簧力介入就可以补偿静水压（2，3）。当弹簧力对抗金属球的重力时，静水压力相对变大。如果经调整后弹簧力等于或大于小球重力，则在管内的水柱会下降到管道的平面（4）。

此处金属球重力对抗静水压的机制仅在直立位时有效。在任一角度，作用于阀座的力的大小为角度乘以小球重力的正弦值。弹簧力的变化不受体位影响。在平卧位，即便调整为最低的压力小球也会被推开。将弹簧力调高时，静水压在 45°甚至更大的角度时便完全被抵消。结果，弹簧力的调整不仅可改变静水压的抵消程度，还限定了在多大的体位倾斜角度下抗重力机制被激活。

一个正常发挥功能的分流阀，应包括一个结实的、可在各种环境条件下保护内部结构、并能对抗肌肉收缩产生压力的钛合金外壳。壳体能够确保阀门功能精确发挥，也提高了防渗漏或防破裂能力。其近端包含球螺旋阀。蓝宝石球确保阀门的封闭，有效防止任何回流。阀门的开启压力取决于弹簧杆的弹力及与之相连的一个钽合金配重球的重量。弹簧杆和小球均连接到一个自由地绕固定轴旋转的悬臂，蓝宝石球被保持在相应位置上。开启压力可以通过转动偏心转子（凸轮）来改变弹簧力而进行调整。增加弹力会

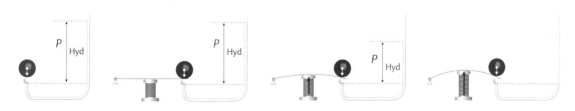

图 9-41　可调压 proSA 重力阀的原理

导致钽配重球有效重量的减少（图9-42）。

图9-43演示了随体位角度而改变压力的结构。当患者仰卧时（α=0°），钽配重球使悬臂处于竖直状态，作用在蓝宝石球的力消失，阀门处于开放的状态。当患者直立时，钽配重球垂直下压悬臂而使开启压力达到最大。此外压力还可通过调整弹簧的张力来调整，调压范围是0~40 cmH$_2$O。

位于中央的转子集成磁力很强的磁铁，便于分流术后非侵入性地调压。转子的两个

边缘因摩擦力而被固定于环形的台阶上，预防意外的转动。该制动机制可通过按压调压工具，使proSA阀底座轻微变形，转子向上移动，与台阶分离而解锁（图9-44）。

与proGAV相似，该阀的调整与验证可以通过调压工具进行。与转子类似，该工具内也装配有磁力很强的永磁铁，因此调整过程无需电能。在特殊情况下也可以通过X线片进行调整后的确认。CHECKMATE装置可以被用来在无菌手术中进行调压（如proGAV CHECK-MATE Miethke，Potsdam，Germany）[98]。CHECK-MATE集成两块磁铁，放置在阀门壳体上方即可进行调压。调压工具用激光刻有数字。调整时，转动该调压工具，将目的压力对应的数字对准阀门的入口接头并下压即可。此时转子被解锁并转动到所需位置。调压后可以进行测压确认（图9-45）。

对于一个抗重力装置，开启压力的设定应随患者的体位变化而改变。例如，"调压"的目标是设定直立位的最大开启压力，但仰卧位的压力不应受影响。如果钽配重球重量完全被抵消，则开启压力变为零。在此抗重力机制中，弹簧力被用来维持一个压力的

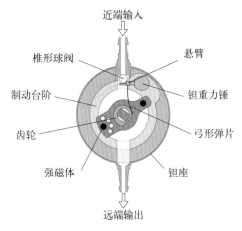

图 9-42 proSA 的正面图

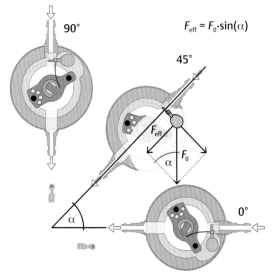

$F_{eff} = F_0 \cdot \sin(\alpha)$

图 9-43 proSA 阀门开启压力的角度依赖性

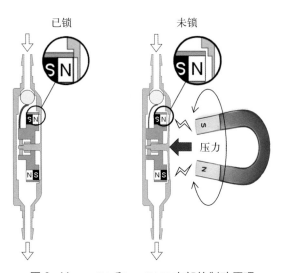

图 9-44 proSA 和 proGAV 内部的制动原理

"阈值";一旦超过一定的倾斜角度则钽配重球的重量发挥作用。超过压力阈值,施加于蓝宝石球的压力会被调定的弹簧力部分抵消并按正弦变化(图 9-46)。

如果 proSA 被调整为 10 cmH₂O 并且在直立位具有最大开启压力,那么在任何小于 45°的角度下抗重力机制不会被激活,这有利于减少阀门在倾斜位时出现不良的结果。这种延迟启动的抗重力机制降低了分流不足的风险。

对 proSA 开启压力起决定作用的倾斜角度是指阀门内脑脊液流动方向与地面之间的夹角。proSA 的外观上下左右对称,但在各个角度阀门内部结构的相对位置可能发生变化。一般来说,重力装置的功能不应受阀门的放置方向影响,换句话说,无论患者侧卧或是仰卧都不应改变阀门的功能。也就是说,阀门的开启特性依赖于压力调整以及阀门轴线与水平位之间的角度(图 9-47)。

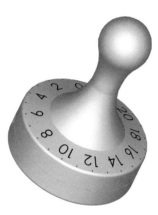

图 9-45　可在无菌手术中使用的调整和验证工具

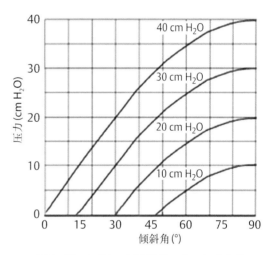

图 9-46　不同压力设置的压力 - 角度曲线

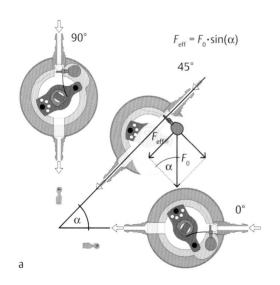

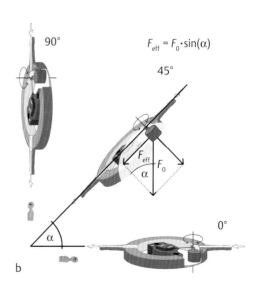

图 9-47　不同角度的 proSA。(a) 正面视图;(b) 侧视图

但是目前尚无关于 proSA 应用的经验。差压阀与可调压的重力阀组合使用增加了新的分流管调整方式。如果 proSA 与可调压差压阀（proGAV，Medos Hakim）和 Strata（无虹吸控制单元，Polaris）共同被植入，调压范围及精度将大为提高。平卧和直立位的最佳压力可分别被调整。当两个阀门均被调整为最低压力（10 cmH$_2$O），阀门便像单纯分流管一样工作；当两个阀门被调整到最高时（差压阀为 20 cmH$_2$O，proSA 为 40 cmH$_2$O），该系统的开启压力为平卧位 20 cmH$_2$O 和直立位 60 cmH$_2$O（20 + 40 cmH$_2$O），分流几乎被关闭。该系统提供了一个独特的个体化调整方案，对于复杂的病例将更有效（图 9-48）。

可调压的重力阀与不可调差压阀组合，往往比两个调节阀的组合更普遍。miniNAV 是目前最小的差压阀，仅略粗于分流管本身。它与 proSA 组合，可提供接近零的极低的开启压力。

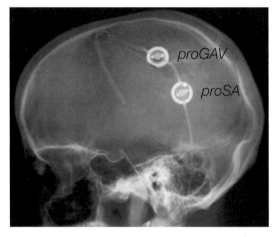

图 9-48　应用 proGAV 和 proSA 的患者 X 线片

参考文献

[1] Boon AJ, Tans JT, Delwel EJ et a1. Dutch Normal pressure hydrocephalus study: randomized comparison of low- and medium-pressure shunts. J Neurosurg 1998; 88: 490–495

[2] Drake JM, Kestle JR, Milner R et a1. Randomized trial of cerebrospinal fluid shunt valve design in pediatric hydrocepllalus. Neurosurgery 1998; 43: 294–303, discussion 303–305

[3] Pollack IF Albright AL. Adelson PD Hakim-Medos Investigator Group. Arandomized. controlled study of a programmable shunt valve versus a conventional valve for patients with hydrocephalus. Neurosurgery 1999; 45: 1399–1408, discussion 1408–1411

[4] Lemcke J, MeierU, Müiler C et al. Is it possible to minimize overdrainage complications with gravitational units in patients with idiopathic normal pressure hydrocephalus? Protocol of the randomized controlled SVASONA Trial (ISRCTN51046698). Acta Neurochir Suppl (Wien)2010;106: 113–115

[5] Lemcke J, Meier U, Müiler C et al. on the method of a randomised comparison of programmable valves with and without gravitational units: the SVASONA study. Acta Neurochir Suppl (Wien) 2012; 114: 243–246

[6] Lemcke J, Meier U, Müiler C et al. Safety and efficacy of gravitational shunt valves in patients with idiopathic normal pressure hydrocephalus: a pragmatic. randomised. open label, multicentre trial (SVA-SONA). J Neurol Neurosurg Psychiatry 2013; 84: 850–857

[7] Sgouros P, Kombogiorgas D. Cerebrospinal fluid shunts. In: Mallucci C, Sgouros P, eds. Cerebrospinal Fluid Disorders. New York. NY: Informa Healthcare USA, Inc.; 2010, pp. 438–453

[8] Grote W. Neurochirurgie. Stuttgart: Thieme; 1986

[9] Merritt&Fremont-Smith. The Cerebrospinal Fluid. Philadelphia: WB Saunders; 1937

[10] Aschoff A. In-vitro-Testung von Hydrocepllalus-Ventilen. Heidelberg: Habilitationsschrift;1994

[11] Ignelzi RJ, Kirsch WM. Follow-up analysis of ventriculoperitoneal and ventriculoatrial shunts for hydrocephalus. J Neurosurg 1975; 42: 679–682

[12] Keucher TR, Mealey J. Long-term results after ventriculoatrial and ventriculoperitoneal shunting for infantile hydrocephalus. J Neurosurg 1979; 50:179–186

[13] Fernell E, von Wendt L, Serlo W, Heikkinen E, Andersson H. Ventriculoatrial or ventriculoperitoneal shunts in the treatment of hydrocephalus in children?Z Kinderchir 1985; 40 (Suppl 1): 12–14

[14] Olsen L, Frykberg T. Complications in the treatment of hydrocephalus in children. A comparison of ventriculoatrial and ventriculoperitoneal shunts in a 20-year material. Acta

Paediatr Scand 1983; 72: 385–390

[15] Boockvar JA, Loudon W, Sutton LN. Development of the Spitz-Holter valve in Philadelphia. J Neurosurg 2001; 95: 145–147

[16] Gilbertson MP An appreciation of John Holter[SRHSB Web site]. June 23, 2004. Available at: http:// srhsb. com/ achievements/an-appreciation-of-john-holter. aspx. Accessed June 2, 2013

[17] Nulsen FE, Spitz EB. Treatment of hydrocephalus by direct shunt from ventricle to jugular vein. Surg Forum 1951; 2: 399–403

[18] Scarff JE. Treatment of hydrocephalus: an historical and critical review of methods and results. J Neurol Neurosurg Psychiatry 1963; 26: 1–26

[19] Portnoy HD, Schulte RR, Fox JL, Croissant PD, Tripp L.Anti-siphon and reversible occlusion valves for shunting in hydrocephalus and preventing post-shunt subdural hematomas. J Neurosurg 1973; 38: 729–738

[20] Di Rocco C, Marchese E, Velardi F, A suvey of the first complication of newly implanted CSF shunt devices for the treatment of nontumoral hydrocephalus. Cooperative survey of the 1991–1992 Education Committee of the ISPN. Childs Nerv Syst 1994; 10: 321–327

[21] Gruber R. Jenny P, Herzog B. Experiences with the anti-siphon device (ASD)in shunt therapy of pediatric hydrocephalus. J Neurosurg 1984; 61: 156–162

[22] Faulhauer K, Schmitz P.Overdrainage phenomena in shunt treated hydrocephalus. Acta Neurochir (Wien) 1978; 45:89–101

[23] Aschoff A, Kremer P, Hashemi B, Kunze S. The scientific history of hydrocephalus and its treatment. Neurosurg Rev 1999; 22: 67–93. discussion 94–95

[24] Aschoff A, Kremer P, Hashemi B, Benesch C. Technical design of 130 hydrocephalus valves. An overview on historical, available, and prototype valves. Childs Nerv Syst 1 996; 12: 474–504

[25] Aschoff A, Kremer P, Benesch C, Fruh K, Klank A, Kunze S. Overdrainage and shunt technology. A critical comparison of programmable, hydrostatic and variable-resistance valves and flow-reducing devices. Childs Nerv Syst 1995; 11: 193–202

[26] Czosnyka M, Czosnyka Z, Whitehouse H, Pickard JD. Hydrodynamic properties of hydrocephalus shunts: United Kingdom Shunt Evaluation Laboratory. J Neurol Neurosurg Psychiatry 1997; 62: 43–50

[27] Miethke C, Afield K. A new valve for the treatment of hydrocephalus. Biomed Tech (Berl)1994; 39: 181–187

[28] Sprung C, Miethke C, Trost HA, Lanksch WR, Stoike D. The dual-switch valve. A new hydrostatic valve for the treatment of hydrocephalus. Childs Nerv Syst 1996; 12: 573–581

[29] Kiefer M, Eymann R, Strowitzki M. Steudel W-I. Gravitational shunts in longstanding overt ventriculomegaly in adults.

Neurosurgery 2005; 57: 109–119

[30] Kiefer M, Eymann R, Gravitational shunt complications after a five-year follow up. Acta Neurochir Suppl (Wien) 2010; 106: 107–112

[31] Hertel F, Züchner M, Decker C, Schill S. Bosniak I, Bettag M. The Miethke dual switch valve: experience in 169 adult patients with different kinds of hydrocephalus: an open field study. Minim Invasive Neurosurg 2008; 51: 147–153

[32] Sprung C, Miethke C, Schlosser HG, Brock M. The enigma of underdrainage in shunting with hydrostatic valves and possible solutions. Acta Neurochir Suppl (Wien) 2005; 95: 229–235

[33] Kiefei M, Meier U, Eymann R. Gravitational valves: relevant differences with different technical solutions to counteract hydrostatic pressure. Acta Neurochir Suppl (Wien) 2006; 96: 343–347

[34] Meier U, Kintzel D. Clinical experiences with different valve systems in patients with normal pressure hydrocephalus: evaluation of the Miethke dual-switch valve. Childs Nerv Syst 2002; 18: 288–294

[35] Trost HA, Sprung C, Lanksch W, Stolke D, Miethke C. Dual-switch valve: clinical performance of a new hydrocephalus valve. Acta Neurochir Suppl (Wien) 1998; 71: 360–363

[36] Sprung C, Miethke C, Shakeri K, Lanksch WR. The importance of the dual-switch valve for the treatment of adult normotensive or hypertensive hydrocephalus. Eur J Pediatr Surg 1997; 7 (Suppl 1): 38–40

[37] Udayakunlaran S, Roth J, Kesler A, Constantini S. Miethke DualSwitch Valve in lumboperitoneal shunts. Acta Neurochir (Wien) 2010;152: 1793–1800

[38] Zemack G, Romner B. Adjustable valves in normal pressure hydrocephalus: a retrospective study of 218 patients. Neurosurgery 2002; 51: 1392–1400, discussion 1400–1402

[39] Rohde V, Haberl EJ, Ludwig H, Thonlale UW. First experiences with an adjustable gravitational valve in childhood hydrocephalus. J Neurosurg Pediatr 2009; 3: 90–93

[40] Sprung C, Schlosser HG, Lenlcke J et al. The adjustable proGAV shunt: a prospective safety and reliability multicenter study. Neurosurgery 2010; 66: 465–474

[41] Aschoff A, Benesch CPK, von Haken MS. Klank A, Osterloh M, Fruh K. The solved and unsolved problems of hydrocephalus valves: a critical comment. Adv Neurosurgery 1993; 21: 103–114

[42] Tokoro K, Chiba Y, Abe H. Pitfalls of the Sophy programmable pressure valve: Is it really better than a conventional valve and an anti-siphon-device? In: Matsumoto P, ed. Hydrocephalus: Pathogenesis and Treatment. Tokyo. Japan: Springer Verlag; 1991, pp. 405–421

[43] Richards H, Seeley H, Pickard J. Are adjustable valves eriective? Data from the UK Shunt Registry. Cerebrospinal Fluid Res 2007: S30

[44] Ringel F, Schramm J, Meyer B. Comparison of programmable

shunt valves vs standard valves for communicating hydrocephalus of adults: a retrospective analysis of 407 patients. Surg Neurol 2005; 63: 36–41, discussion 41

[45] Boon AJ, Tans JT, Delwel EJ et al. Dutch Normal pressure hydrocephalus study: the role of cerebrovascular disease. J Neurosurg 1999; 90: 221–226

[46] Schneider T, Knauff U, Nitsch J, Firsching R. Electromagnetic field hazards involving adjustable shunt valves in hydrocephalus. J Neurosurg 2002; 96: 331–334

[47] Bernard M, Valve for the Treatment of Hydrocephalus. S. D. Sophysa. Patent no. EP000 000 060 369B1. 29. 12. 1981 https://depatisnet. dpma. de/DepatisNet/depatisnet? action=bibdat&docid=EP000000060369B 1. Accessed on April 15, 2013

[48] Sophysa. 2013. http://www. Sophysa.com/.Accessed on April 15, 2013

[49] Cabaud F, Coneau P, Negre P. [FR]Valve Sous-Cutanee, F. Sophysa SA, Patent no. 11.06.2004, https: //depatisnet. dpma. de/DepatisNet/depa-tisnet?action=bibdat&docid=FR0 00002871386A1. Accessed on April 15, 2013

[50] Codman&Shurtleff, Inc. 2013. http: //www. depuy. com/about-depuy/depuy-divisions/codman-and-shurtleff. Accessed on April 15, 2013

[51] Rosenberg Meir U. [EN] Self adjusting hydrocephalus valve. U. COD-MAN&SHURTLEFF, Patent no. EP000001491232A2, 25. 06. 2004 https://depatisnet.dpma.de/DepatisNet/depatisnet?action=bibdat&-docid=EP000001491232A2. Accessed on April 15, 2013

[52] Akbar M, Stippich C, Aschoff A. Magnetic resonance imaging and cerebrospinal fluid shunt valves. N Engl J Med 2005; 353: 1413–1414

[53] Anderson RC, Walker ML, Viner JM, Kestle JR. Adjustment and malfunction of a programmable valve after exposure to toy magnets. Case report. J Neurosurg 2004; 101 (Suppl): 222–225

[54] Nomura S, Fujisawa H, Suzuki M. Effect of cell phone magnetic fields on adjustable cerebrospinal fluid shunt valves. Surg Neurol 2005; 63: 467–468

[55] Utsuki S, Shimizu S, Oka H, Suzuki S, Fujii K. Alteration of the pressure setting of a Codman-Hakim programmable valve by a television. Neurol Med Chir (Tokyo) 2006; 46: 405–407

[56] Nakashima K, NakajoT, Kawamo M et al. Programmable shunt valves: in vitro assessment of safety of the magnetic field generated by a portable game machine. Neurol Med Chir (Tokyo) 2011; 51: 635–638

[57] Yamashita N, Kamiya K, Yamada K. Experience with a programmable valve shunt system J Neurosurg 1999; 91: 26–31

[58] Shurtleff C. A Precision and Accuracy Study of the Codman Valve Position Verification (VPV) System 2005; NCT00196196. Available at: http://clinicaltrials. gov/show/NCT00196196. Accessed June 2, 2013

[59] Medtronic. 2013, http://www.medtronic.com/. Accessed on April 15, 2013

[60] Bertrand WJ, Watson DA. [EN] Implantable adjustable fluid flow control valve. U. PUDENZ SCHULTE MED RES, Patent no. US000005637083A, 19.01.1996, https://depatisnet. dpma. de/DepatisNet/depatisnet?action=-bibdat&docid=US000005637083A.Accessed on April 15, 2013

[61] Lavinio A, Harding S, Van Der Boogaard F et al. Magnetic field interacttions in adjustable hydrocephalus shunts. J Neurosurg Pediatr 2008; 2: 222–228

[62] Czosnyka ZH, Czosnyka M, Richards HK, Pickard JD. Evaluation of three new models of hydrocephalus shunts. Acta Neurochir Suppl (Wien)2005; 95: 223–227

[63] Strahle J, Seizer BJ, Muraszko KM, Garton HJ, Maher CO. Programmable shunt valve affected by exposure to a tablet computer. J Neurosurg Pediatr 2012; 10: 118–120

[64] Kurtom KH, Magram G. Siphon regulatory devices: their role in the treatment of hydrocephalus. Neurosurg Focus 2007; 22: E5

[65] Drake JM, da Silva MC, Rutka JT. Functional obstruction of an antisiphon device by raised tissue capsule pressure. Neurosurgery 1993; 32: 137–139

[66] da Silva MC, Drake JM. Complications of cerebrospinal fluid shunt antisiphon devices. Pediatr Neurosurg 1991–1992; 17: 304–309

[67] Kremer P, Aschoff A, Kunze S. Therapeutic risks of anti-siphon devices. EurJ Pediatr Surg 1991; 1: 47–48

[68] Watson DA. The Delta Valve: a physiologic shunt system. Childs Nerv Syst 1994; 10: 224–230

[69] Kondageski C, Thompson D, Reynolds M, Hayward RD. Experience with the Strata valve in the management of shunt overdrainage. J Neurosurg 2007; 106 (Suppl): 95–102

[70] Kestle JR, Walker ML Strata Investigators. A multicenter prospective cohort study of the Strata valve for the management of hydrocephalus in pediatric patients. J Neurosurg 2005; 102 Suppl: 141–145

[70] Ahn ES, Bookland M, Carson BS, Weingart JD, Jallo GI. The Strata programmable valve for shunt-dependent hydrocephalus: the pediatric experience at a single institution. Childs Nerv Syst 2007; 23: 297–303

[72] Sainte-Rose C, Hooven MD, Hirsch JF. A new approach in the treatment of hydrocephalus. J Neurosurg 1987; 66: 213–226

[73] Weiner HL, Constantini S, Cohen H, Wisoff IH. Current treatment of normal pressure hydrocephalus: comparison of flow-regulated and differential-pressure shunt valves. Neurosurgery 1995; 37: 877–884

[74] Hanlo PW, Cinalli G, Vandertop WP et al. Treatment of hydrocephalus determined by the European Orbis Sigma Valve II survey: a multicenter prospective 5-year shunt survival study in children and adults in whom a flow-regulating shunt was used. J Neurosurg 2003; 99: 52–57

[75] Meier U, Zeilinger FS, Reyer T, Kintzel D. [Clinical experience with various shunt systems in normal pressure hydrocephalus]. Zentralbl Neurochir 2000; 61: 143–149

[76] Hara M, Kadowaki C, Konishi Y, Ogashiwa M, Numoto M, Takeuchi K. A new method for measuring cerebrospinal fluid flow in shunts. J Neurosurg 1983; 58: 557–561

[77] Serlo W. Experiences with flow-regulated shunts (Orbis-Sigma valves) in cases of difficulty in managing hydrocephalus in children. Childs Nerv Syst 1995; 11: 166–169

[78] Schoener WF, Reparon C, Verheggen R, Markakis E. Evaluation of shunt failures by compliance analysis and inspection of shunt valves and shunt materials, using microscopic or scanning electron microscopic techniques. In: Matsumoto P, ed. Hydrocephalus: Pathogenesis and Treatment. Tokyo, Japan Springer Verlag; 1991, pp. 452–472

[79] Hoekstra A. Artificial shunting of cerebrospinal fluid. Int J Artif Organs 1994; 17: 107–111

[80] Zeilinger FS, Reyer T, Meier U, Kintzel D. clinical experiences with the dual-switch valve in patients with normal pressure hydrocephalus. Acta Neurochir Suppl (Wien)2000;76: 559–562

[81] Sainte-Rose C. shunt obstruction: a preventable complication? Pediatr Neurosurg 1993; 19: 156–164

[82] Bradley WG. Normal pressure hydrocephalus: new concepts on etiology and diagnosis. AJNR Am J Neuroradiol 2000; 21: 1586–1590

[83] Hakim S. [EN] Ventricular Shunt Having a Variable Pressure Valve, H. C. LTD, Patent no. 30. 01. 1974. https://depatisnet. dpma. de/Depacjs-Net/depatisnet?action=bibdat&docid=US0 00003886948A. Accessed on April 15, 2013

[84] Meier U, Gravity valves for idiopathic normal pressure hydrocephalus: a prospective study with 60 patients. Acta Neurochir Suppl (Wien)2005; 95: 201–205

[85] Trsunoda A, Maruki C, Clinical experience with a dual switch valve (Miethke) for the management of adult hydrocephalus. Neurol Med Chir (Tokyo) 2007; 47: 403–408. discussion 408

[86] Sprung C, Miethke C, shakeri K. Lanksch WR. Pitfalls in shunting of hydrocephalus-clinical reality and improvement by the hydroscacic dual-switch valve. Eur J Pediatr Surg 1998; 8 (Suppl 1): 26–30

[87] Park J, Kim GJ, Hwang SK. Valve inclination influences the performance of gravity-assisted valve. Surg Neurol 2007; 68: 14–18, discussion 18

[88] Zachenhofer I, Donat M, Roessler K. The combination of a programmable valve and a subclavicular anti-gravity device in hydrocephalus patients at high risk for hygromas. Neurol Res 2012; 34: 219–222

[89] Kaestner S, Kruschat T, Nitzsche N, Deinsberger W. Gravitational shunt units may cause under-drainage in bedridden patients. Acta Neurochir (Wien) 2009; 151: 217–221, discussion 221

[90] Meier U, Lemcke J. First clinical experiences in patients with idiopathic normal pressure hydrocephalus with the adjustable gravity valve manufactured by Aesculap (proGAV (Aesculap)). Acta Neurochir Suppl (Wien) 2006; 96: 368–372

[91] Thomale UW, Gebert AF, Haberl H, Schulz M. Shunt survival rates by using the adiustable diferential pressure valve combined with a gravitational unit (proGAV) in pediatric neurosurgery. Childs Nerv Syst 2013;29: 425–431

[92] Freimann FB, Sprung C, Shunting with gravitational valves-can adjustments end the era of revisions for overdrainage-related events?: clinical article. J Neurosurg 2012; 117: 1197–1204

[93] Weinzierl MR, Hans F-J, Stofiel M, Oertel MF, Korinth MC. Experience with a gravitational valve in the management of symptomatic overdrainage in children with shunts. J Neurosurg Pediatr 2012; 9: 468–472

[94] Mirzayan MJ, Klinge PM, Samii M, Goetz F, Krauss JK. MRI safety of a programmable shunt assistant at 3 and 7 Tesla. Br J Neurosurg 2012;26: 397–400

[95] Toma AK, Tarnaris A, Kitchen ND, Watkins LD. Use of the proGAV shunt valve in normal-pressure hydrocephalus. Neurosurgery 2011; 68 Suppl Operative: 245–249

[96] Hooven MD. [EN] Non-invasively adjustable valve, U. CORDIS CORP, Patent no. US000004540400A, 21.07.1983, https://depatisnet. dpma. de/DepatisNet/depatisnet?action= bibdat&docid=US000004540400A. Accessed on April 15, 2013

[97] Czosnyka M, Czosnyka Z, Pickard JD. Programmable Shunt Assistant tested in Cambridge shunt evaluation laboratory. Acta Neurochir Suppl (Wien) 2012; 113: 71–76

[98] Miethke C., Miethke GmbH&Co. KG. : Accessories. 2013, http:// www. miethke. com/php/progav. php?lang=en&zusatz=vent. Accessed on April 15, 2013

第 10 章

分流和阀门的设置

Shunt and Valve Settings

Michael J. Fritsch, Uwe Kehler, Johannes Lemcke, Ullrich Meier

刘云会 译

在这一章，读者会读到有着丰富临床经验且无隶属关系的三位神经外科医师治疗正常压力脑积水（NPH）的不同观点。这些不同观点反映的事实就是对于一个医学特定问题的标准解决方案通常并不是唯一的。

一、分流的设置（M.F.）

首先，脑室腹腔分流术是治疗 NPH 患者的常规选择[1]。而诸如内镜下第三脑室底部造瘘术等其他治疗方式能否达到和脑室腹腔分流术相同的临床疗效还没有得到证实。脑室心房分流术也可以作为一种选择，但是其手术风险高、操作时间长，所以只有当患者腹腔吸收能力降低（例如广泛性腹部手术后或腹膜炎）时才应该考虑应用。

其次，阀门的初始开启压力应该设置为较低压力。根据我的实践经验，开启压力总是设为 5 cmH_2O。一些证据表明，低开启压力的脑室腹腔分流术显著地提高了临床疗效[2, 3]。既然低开启压力能使患者受益，我们就没有理由不这么做。

第三，如果初始开启压力设置较低，那么过度分流的风险就增加了。为了减少这一风险，分流系统应该配备可以有效防止过度引流的抗重力部件或装置。所以，对于特发性 NPH 患者建议安装 20 cmH_2O 开启压力的标准抗重力部件。

第四，随着医师和患者的需求，压力可调节的重要性在当今的分流技术中逐渐显露出来。如果分流系统设定的压力不合适，压

力可调节（注意本文术语"可调节"和"可程控"并不相同，因为当今的分流系统仅仅是可调节压力，而不是真正的程序化）可以避免再做修正手术。到本书出版为止，虽然还没有前瞻性随机对照研究的证实，但是根据经验数据和临床经验，可调节压力阀比固定压力阀有更多优势。

对于特发性 NPH 术后第 3、4 年状态可能恶化而不是改善的患者，压力可调性起到了重要的作用。这时，可以将开启压降至 0~3 cmH_2O。患者至少能在一段时间内因为开启压进一步降低而受益。而患者又因为抗重力部件或装置的保护，避免了过度分流。

特发性 NPH 术后不必立即调整阀门压力。因为 NPH 是慢性的、持续很长时间的，所以会需要一些时间（通常是数周或数月）改善症状。因此，即使需要，也建议在术后 3 个月后进行第一次压力调节。

总之，治疗特发性 NPH 最好的方式是采用脑室腹腔分流术，开启压设为 5 cmH_2O，并有 20 cmH_2O 开启压的抗重力部件（或辅助装置 proSA）。可调压分流系统对患者有益，首次压力调节应在术后 3 个月左右进行。

二、分流的设置（U.K.）

可供选择的分流系统和不同压力设置的阀门有多种，却没有基于循证的文献明确何种选择最好。但是，有许多经过逻辑性的思考和经验可以帮助选择合适的压力阀。这自

然是一个需要持续讨论和改善的方面。目前进行分流手术或选择分流组件还没有绝对的最佳方式，所以有效的解决方案并不止一种。以下部分将解释我是如何选择分流手术和组件以及详细的理由。除了理论方面，经济方面也需要考虑。做决定的过程分成以下几部分：

(1) 选择

   1) 脑室心房分流术还是脑室腹腔分流术。

   2) 额部还是枕部钻孔。

(2) 压力阀

   1) 开启压力。

   2) 压力可调还是固定压力。

(3) 分流系统的构造。

(4) 分流管的材质。

(一) 脑室心房分流术和脑室腹腔分流术

在脑室心房分流术和脑室腹腔分流术之间做选择，脑室腹腔分流术仍最受支持。因为两种分流术式具有相同的并发症发生率，但是脑室心房分流术潜在的并发症更严重[4-6]，尤其是对于那些高龄的患有慢性心肺疾病、慢性阻塞性肺疾病和肺动脉高压的患者，心脏方面的并发症更危险。但如果脑室腹腔分流术有禁忌证（如腹水、广泛腹腔瘢痕），脑室心房分流术当然成为合适的选择。

(二) 额部和顶/枕部钻孔

目前还没有明确的数据支持脑室内导管置入的最佳方式。但是，选择额部钻孔有以下三个主要原因。

(1) 穿刺进入脑室系统的成功率较高。因为从额侧以理想角度穿刺进入脑室系统的容许偏转角度比从枕侧的范围大（图 10-1、10-2）。

(2) 如果从前方入路，可以很容易地将分流管的头端置于额部侧脑室中没有脉络丛的部位。而脉络丛的侵入是分流管梗阻的常见原因[7]。如果采用枕侧入路，分流管脑室端必须经过很长的路径才能到达额侧无脉络丛区，这相对较难实现。

(3) 分流修正手术将因为脉络丛的粘连增加脑室内出血的风险[8]。

正因为这些原因，额侧入路成为最佳选择。

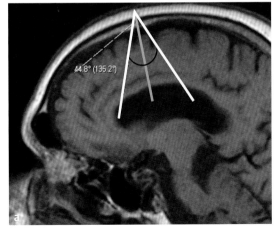
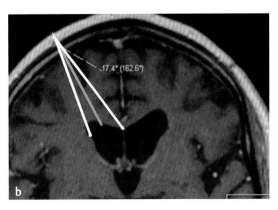

图 10-1　矢状位（a）和冠状位（b）MRI 上，分流管脑室端额侧入路的理想轨迹（绿线）和仍然能够进入脑室的容许偏转轨迹（黄线）。容许的偏转角度越大，穿刺脑室失败的几率越低（与图 10-2 对照）

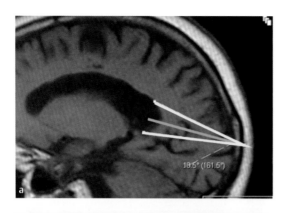

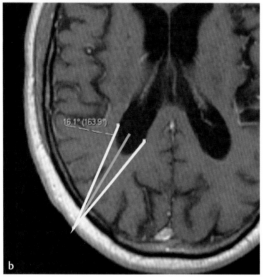

图 10-2 矢状位（a）和轴位（b）MRI 上，分流管脑室端枕侧入路的理想轨迹（绿线）和仍然能够进入脑室的容许偏转轨迹（黄线）

（三）压力阀开启压的选择

Boon 等已经清楚地表明对于 NPH 我们应该使用低压阀门[9]，并为了对抗过度引流而应用抗重力装置[10]（见后文）。

Boon 的研究[9]支持了正常颅内压应该通过分流系统实现这一理论的思考。计算脑室腹腔分流术后的颅内压，应该将站立位颅腔和腹腔的静水压力差、腹腔压力和阀门开启压都考虑到。而在水平位，静水压力差值几乎为 0，可以忽略不计。根据等式，

$$颅内压 = 静水压力差 + 阀门$$
$$开启压 + 腹腔压力 \quad (20)$$

（见方框：脑室腹腔分流术后颅内压和阀门开启压的计算公式），阀门开启压应该设为 0~5 cmH_2O 以实现水平位生理性颅内压（5~10 cmH_2O）。在站立位，应该植入抗重力装置对抗静水压力差。对于身高在 160~190 cm（5.3~6.2 英尺）范围内的患者，30~35 cmH_2O 的抗重力装置通常已经足够了。

脑室腹腔分流术后颅内压和
阀门开启压的计算公式

$$ICP = VOP + GD - HPD + IAP$$
$$(21)$$
$$\rightarrow VOP = ICP + HPD - GD - IAP$$

缩略语：GD，抗重力装置设定压力；HPD，脑室和腹腔的净水压力差；IAP，腹腔压力；ICP，颅内压；VOP，阀门开启压。

临床经验也支持应该选择低开启压阀门（0~5 cmH_2O）和抗 30~35 cmH_2O 静水压的组件。

（四）是否应该选择可调节的压力阀和/或抗重力装置

根据计算颅内压的公式和既定的阀门开启压，压力阀的选择已经明确，所以固定压力的阀门已经足够。但是，其他参数的数值也许以后会发生变化；例如，随着体重的增加或者便秘，腹腔压力的改变会影响颅内压。在这种情况下，就需要调节压力阀了。可是，阀门压力改变有一个重要的缺点：下调压力不仅在水平位改善引流，而且在站立位加速引流，这样就增加了过度引流的危险性（第 9 章）。提高阀门开启压会改善站立

位的过度引流，但在水平位的引流又会不足。这样，可调节的抗重力辅助装置的优势就显示出来：因为可调节的抗重力辅助装置（proSA）仅在站立位起作用，所以就可以只调节站立位的压力，而不会同时影响水平位。但是，其价格昂贵报销费用低，难以常规应用。

从理论上来说，我们使用可调节的分流辅助装置而不是可调节的压力阀。经济因素也影响我们的选择：对于不复杂的病例，我们首选（较便宜的）不可调节的低开启压阀门和 30~35 cmH$_2$O 的静水压代偿装置（见上文）。在分流系统植入或修正手术前，如果我们觉得以后可能出现问题，就选择（昂贵的）可调节压力阀。

（五）分流系统的构造（有或没有脑脊液储液囊）

如果分流系统运行良好，就不需要额外的装置。但不幸的是，并非所有的分流系统都像希望的那样正常工作。对于这些病例，附加的脑脊液储液囊非常有帮助：我们可以通过按压、反复按压甚至穿刺储液囊对分流系统不能正常工作的原因做出粗略诊断（图 15-6）。以下是分流系统异常原因的简明诊断：

（1）如果在阻断分流管近端的同时，能够按下储液囊，这就意味着压力阀和远端分流管并没有完全梗阻。（但这不可能区分低压、中压或是明显提高的开启压）。

（2）在进行第一步后抬起阻断分流管近端的手指，如果储液囊没有迅速充满，则可以诊断为分流管近端梗阻或裂隙脑室。这为进一步查明原因提供线索。

（3）通过反复按压储液囊（需要同时压迫近端以防止返流至脑室），可能使阻

塞阀门或远端分流管的纤维蛋白凝块或碎屑活动，（对一些病例）使分流系统功能恢复。

（4）反复按压储液囊可以作为无创的释放脑脊液试验：反复按压 100~200 次，会从脑室中引出可观体积的（取决于储液囊大小）脑脊液以评估患者状态，而不必行腰穿释放脑脊液试验了。

（5）对于一些不明确的病例，可以穿刺脑脊液储液囊进行微生物学检查、颅内压测量和分流系统造影。

更多信息见第 15 章。

分流失败时储液囊的优势是令人信服的，作者（Uwe Kehler）总是使用这样一种储液囊。他偏爱较大的 Miethke 的 Sprung 储液囊（Potsdam, Germany），它带有整合的抗返流阀，很容易泵出大量脑脊液（有了抗返流阀，就不必额外阻断分流管近端了）。不利之处就是对于（额角入路）秃头的患者，储液囊尺寸较大影响美观。

（六）分流管材质的选择

通常只有有限的几种分流管可供临床医师选择。目前，主要有两种材质的分流管，即，抗生素浸渍（BACTISEAL）和非浸渍分流管。银浸渍分流管很快将会面世。当前，NPH 分流术后的感染率较低，大约为 3%~4%[11, 12]。但是，这种感染率还是不尽人意。应用抗生素浸渍分流管的初次研究结果令人振奋[12, 13]，但是抗生素抵抗的增加以及其相应的不良副作用都让人担忧[14]。另一个障碍就是抗生素浸渍的分流管费用高昂。但是，如果降低感染率有效，又不会带来抗生素抵抗相关的新问题，那么使用抗生素浸渍的分流管就是必须的。目前，抗生素浸渍的分流管仅用于那些有难治性感染风险

的患者。

（七）"最佳"的分流系统设置

最佳的分流系统应该具有抗生素浸渍的分流管、可调节的压力阀、可调节的抗重力装置、储液囊和整合的颅内压遥测传感器。遥测传感器能指导我们如何恰当地调节压力阀。但是如果这样，对于绝大多数健康保险公司而言，医疗费用将高于报销费用，使脑积水治疗成为赔钱的生意。这将导致分流手术的指征极端保守，使很多本能够受益的患者得不到治疗。将来一定会有循证结果来详细说明什么是必须的，什么是没有必要的。可靠的经济和医疗指征以及精密的分流装置的应用能使我们帮助尽可能多的患者而不增加整个社会的负担。

三、分流的设置（U. M., J. L.）

NPH 无可争议的首选治疗方式是植入压力调控的分流系统。对成年患者采用脑室腹腔分流术获得了国际上的广泛认可。压力调控的分流系统治疗脑内脑积水在全球范围已经积攒了 50 多年的经验，但由于这些压力阀结构和原理并不具有生理性，所以带来了许多治疗上的问题。这些困难可以通过以下事实体现出来：如今市面上有超过 200 多种不同种类的压力阀，结构和原理都不相同，不同的压力阀的特征曲线也不相同，并且操作模式也都不相同 [15, 16]。

传统的差压阀具有缺点，尤其是对于特发性 NPH 患者。当患者从水平位转变为直方位时，压力阀会突然开放，而且开放较长时间后，会对已经萎缩受损的脑组织中的脑脊液腔隙产生负压吸引作用。现在基本问题在于能否通过应用抗重力阀减少

或防止这种负压吸引现象和随之而来的过度引流并发症。

（一）为什么要使用抗重力阀

通过植入带有设置为低开启压阀门的分流系统能够有效地治疗 NPH 患者的特异性症状，但缺点是显著地增加了过度引流的概率 [2]。身体直立后由于额外的静水压导致压力梯度增加这一既往主要问题已经通过各种策略解决。早期发现较高开启压力的阀门能够防止过度引流，尤其是在身体垂直位时有效。但是，这是以水平位时长期的引流不足为代价，因为在这种情况下，不存在静水压，再加上阀门开启压较高，脑脊液就得不到有效引流 [17-19]。所以，夜间产生的压力峰值就得不到代偿。带有差压阀的分流系统确实能够有效地治疗 NPH 患者的特异性症状，但也不得不同时接受过度引流的高发生率 [2]。

后来出现的抗虹吸装置，因为周围瘢痕组织的包绕生长，最终导致了分流系统的故障 [20]。应用可调节压力阀可以将开启压设定为较高数值以防止过度引流，但却不能保证足够的脑脊液引流。抗重力阀的出现，这一决定性的一步，能够有效地在水平位和站立位的不同压力之间切换，从根本上解决了上述问题 [21, 22]。

作者（Ullrich Meier）自从 1996 年就开始积攒应用抗重力阀的经验 [23]。一开始是将不可调节的恒压阀，例如 Aesculap 牌 Miethke DUALSWITCH 压力阀，植入特发性 NPH 患者体内 [22, 24]。自从 2004 年，绝大多数病例采用了可调节抗重力的压力阀，其中 Aesculap 牌 proGAV 应用最多（图 10-3），也有将可调节的 MEDOS CODMAN 压力阀与 Aesculap 牌 Miethke 的 SHUNTASSISTANT

结合应用的[19, 24, 25]。这两种类型的压力阀或组合在术中都易于操作，而且调节压力也很方便。把可调节的 MEDOS CODMAN 压力阀与 Aesculap 牌 Miethke 的 SHUNTASSISTANT 结合应用的主要缺点就是无意的压力阀调节不良，致使每次调节压力之后都必须在 X 线片下确认。应用这两种压力阀，术中必须仔细地确保抗重力部件在站立位时处于垂直方向，以尽可能地减少潜在的过度引流。

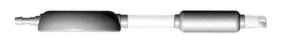

图 10–3　proGAV（可调节压力阀 / 抗重力部件）

以作者的观点来看，Aesculap 牌的 proGAV 是目前治疗 NPH 的最好的压力阀。

在柏林 Unfallkrankenhaus 医院（事故和急诊医院），诸如 Aesculap 牌 proSA 的可调节抗重力压力阀，仅被应用于特殊的或是有并发症的病例，尤其是那些超重和纤瘦的患者，因此在那里可调节抗重力的 Aesculap 牌 proSA 是第二选择。

（二）静水压阀门的开启压对病程有影响吗？

NPH 即使明确诊断，外科治疗的并发症仍令人担忧，一旦出现，不仅延长病程，而且影响治疗效果[15]。1999 年在荷兰进行的 NPH 的研究发现，将差压阀设为低压的治疗效果显著优于设为中压组。但是这一优势导致了与中压组相比（34%）较高的过度引流率（73%）[2]。目前还没有关于引发硬脑膜下积液这一术后并发症相关性的论证。但以上这些并发症发生的概率应该相当高。另外，柏林 Unfallkrankenhaus 医院与 Homburg Saar

大学的神经外科门诊于 2004 年开展的临床研究[14]证实，NPH 患者植入 50 mmH$_2$O 或更低的低压抗重力阀的治疗效果显著优于植入 100~130 mmH$_2$O 压力的抗重力阀组。植入抗重力阀的优势是使过度引流率降至 10%，而荷兰人的研究是降至 4%，尽管发生率已经较低，但在不同的压力水平仍存在这一并发症。这个问题在 2013 年通过德国门诊开展的多中心前瞻性随机对照研究（SVASONA 研究；见下文）得到了深入调查并成功解决[10]。

通过回顾关于分流术后引流不足和过度引流的国际文献，关于这些术后并发症的定义和细分差异性很大，严重缺乏共识。一些作者将所有的并发症纳入在内，而另有一些作者仅考虑机制方面的并发症，而不考虑感染。Drake 等[25]把引流不足和分流管梗阻相结合作为一种并发症，而把分流过度定义为硬脑膜下积液和裂隙脑室综合征。Boon 等[2]没有定义引流不足，而且同样的，既没有描述由于过度引流引起的硬脑膜下积液，也没有描述过度引流的临床综合征。我们认为应该提及造成功能性引流不足的情况：阀门的设定压力过高；制造缺陷或压力阀功能在体内发生改变造成体内实际设定压力相对于目标压力增加（例如肥胖导致的腹腔内压力增加）；脑脊液吸收不足或是脑脊液流出量减少（例如在一个假性囊腔内）。

在英格兰[26]，记录在册的行分流术的患者超过 10 000 人，引流不足的问题最为显著，比例高达 52%。而过度引流的发生率却非常低，仅有 3%，很少成为术后并发症的原因。相反，Scandinavian 研究组[27]的报道显示 80% 的分流术并发症是由过度引流引起的。

在柏林 Unfallkrankenhaus 医院，NPH

患者植入的压力阀常规设定为 70 mmH$_2$O 或更低。只有在临床研究，比如说 SVASONA 研究（见下文），压力设定为 100 mmH$_2$O。这些病例压力设定为 70 mmH$_2$O，3 个月后，连同其他组的患者，将压力调为 50 mmH$_2$O。这种策略的观点在于，因为在术中会流失脑脊液，所以会医源性地造成相对的引流不足，然后应该通过调节压力进行代偿。根据我们的经验，当压力设定为 40~60 mmH$_2$O 时，对 70%NPH 患者的疗效最佳[14, 19]。有 15% 的患者需要将压力调至 20~30 mmH$_2$O，10% 需要 70~90 mmH$_2$O，5% 需要 0 或 10 mmH$_2$O。应该强调的是，得到这些数字不仅是应用了差压阀，而且是全部植入了抗重力阀的结果。

而选择抗重力部件（ShuntAssistant），则要根据患者的身高决定：

- 身高 <160 cm，选择 200 mmH$_2$O。
- 160 cm< 身高 <180 cm，选择 250 mmH$_2$O。
- 身高 >180 cm，选择 300 mmH$_2$O。

（三）临床实践的结论

根据国际的和我们自己的经验，应用可调节的抗重力阀是治疗 NPH 患者的金标准[19, 28, 29]。对于多数患者而言，水平位最佳开启压应该设定为较低水平，约为 50 mmH$_2$O[14]。而抗重力部件的压力设定（在坐位和站立位的高压范围内）应该根据患者的身高选择。

四、抗重力阀的效能

过度引流的并发症一直是 NPH 治疗的主要问题。当 Boon 等[9] 论述了低压阀虽然比中压阀获得更好的治疗效果，但却增加了过度引流的并发症后，这一问题更加令

人关注。面对着这种窘境，抗重力阀被制造出来了。

过度引流并发症的基本问题在于分流术后的患者在水平位和站立位有着不同的静水压。抗重力阀必须能够在水平位的低压模式和站立位的高压模式之间切换。抗重力部件是球弹簧阀。如果装置移动到垂直位时，关闭阀门的力量由可滑动的重力球作用于阀门球产生[22]。

尽管结构原理貌似有理，临床应用的经验也显示和这一理论相一致，但仍缺少抗重力阀效能的证据[7]。在这种背景下，设计了多中心随机对照试验将不带抗重力部件的低压阀与带有抗重力部件的低压阀相比较。

为了对比没有抗重力的与带有抗重力部件的低压阀，患者被随机化分配到两组治疗组，并应用了可调节压力阀以增加安全性。压力阀植入时设定为 100 mmH$_2$O，3 个月后调节成较低压力（70 mmH$_2$O）。因为市场上没有精确可调的带或不带抗重力部件的压力阀可供使用，所以第一组使用了 proGAV 阀（Aesculap 牌 Miethke），第二组使用了 CODMAN MEDOS 可调节阀（Codman, Johnson & Johnson, Raynham, Massachusetts, United States）[30–32]。

为了实现显著性结果，250 名患者被平分到两组治疗组，并计划进行中期分析。如果抗重力部件在中期分析时比对照组有显著性优势，研究就会终止。

临床评估在术前、术后 6 个月和术后 12 个月进行，包括 Kiefer 评分[1]，F-12 表（健康调查短表）。NPH 患者恢复率由 Kiefer 评分计算得出。在术前、出院时以及术后第 3、6 和 12 个月行 CT 扫描检查。

SVASONA 研究[10] 的第一个终点为过度引流，即若有以下表现中的一种：硬脑膜

下积液或血肿厚度至少 3 mm；出现过度引流症状导致压力调整为 90 mmH$_2$O 或更高；第二组不得不加装抗重力部件。

全部 151 名患者中有 145 名患者的数据（包括 6 个月的随访数据）十分完整，对这些数据进行中期分析发现，观察到的过度引流事件的风险差异超过了假定效应大小，因此，研究者决定立即终止试验。

在坚决要求治疗的患者中，没有抗重力部件治疗组的全部 71 名患者和带有抗重力部件治疗组的全部 74 名患者都有术后 6 个月的随访数据。

术后 6 个月，在抗重力部件治疗组，74 名患者中有 26 名出现了过度引流并发症，而在没有抗重力部件的治疗组，74 名患者中有 4 位发生了引流并发症，统计学差异十分显著（$P<0.001$）。

在抗重力部件治疗组，77 名患者中有 2 名发生了引流不足，而在没有抗重力部件的治疗组，71 名患者中有 3 名出现了引流不足。

根据 Kiefer 评分，两组患者都疗效显著，但却没有统计学差异。

尽管两组治疗组并发症发生率的显著性差异非常明显，但是两组之间由特发性 NPH 特异性评分得出的疗效上的差别还仅仅是一个趋势。虽然这些发现强调了抗重力阀减低过度引流风险的证据，但是对低压力阀实现的良好疗效还是充分肯定的。

结论

抗重力阀对于避免过度引流并发症十分有效而且在病程中并没有对其他参数造成不良影响。

利益冲突

该临床研究由研究者主导开展，并由 UKB SVASONA 临床研究中心监督。所有的参与者纳入的每一例患者都经过了 B.Braun 公司 Aesculap 品牌部（Melsungen，Germany）的同意。（参与者包括：Ullrich Meier, Johannes Lemcke, Cornelia Müller,Michael, J.Fritsch, Micheal Kiefer, Regina Eymann, Uwe Kehler, Niels Langer,Martin U.Schuhmann, Andreas Speil,Friedrich Weber, Victor Remenez, Veit Rohde, Hans-Chritoph Ludwig, Dirk Stengel）。

参考文献

[1] Kiefer M, Unterberg A.The differential diagnosis and treatment of normal pressure hydrocephalus. Dtsch Arztebl Int 2012; 109: 15–25, quiz 26

[2] Boon AJ, Tans JT, Delwel EJ et al. Dutch normal pressure hydrocephalus study: the role of cerebrovascular disease. J Neurosurg 1999; 90:221–226

[3] Meier U, Kiefer M, Lemcke J. On the optimal opening pressure of hydrostatic valves in cases of idiopathic normal-pressure hydrocephalus: a prospective randomized study with 122 patients. Neurosurg Q 2005; 15: 103–109

[4] Ignelzi RJ, KirschWM. Follow-up analysis of ventriculoperitoneal and ventriculoatrial shunts for hydrocephalus. J Neurosurg 1975; 42: 679–682

[5] Kluge S, Baumann HJ, Regelsberger J et al. Pulmonary hypertension after ventriculoatrial shunt implantation. J Neurosurg 2010; 113:1279–1283

[6] Lam CH, Villemure JG. Comparison between ventriculoatrial and ventriculoperitoneal shunting in the adult population. Br J Neurosurg 1997; 11: 43–48

[7] Collins P, Hockley AD, Woollam DH. Surface ultrastructure of tissues occluding ventricular catheters. J Neurosurg 1978; 48: 609–613

[8] Brownlee RD, Dold ONR, Myles ST. Intraventricular hemorrhage complicating ventricular catheter revision: incidence and effect on shunt survival. Pediatr Neurosurg 1995; 22: 315–320

[9] Boon AJ, Tans JT, Delwel EJ et al. Dutch normal pressure hydrocephalus study: randomized comparison of low- and medium-pressure shunts. J Neurosurg 1998; 88: 490–495

[10] Lemcke J, Meier U, Müller C et al. Safety and efficacy of

gravitational shunt valves in patients with idiopathic normal pressure hydrocephalus: a pragmatic, randomised, open label, multicentre trial (SVASONA). J Neurol Neurosurg Psychiatry 2013; 84: 850–857

[11] Kehler U, Langer N, Gliemroth J et al. Reduction of shunt obstructions by using a peel-away sheath technique? A multicenter prospective randomized trial. Clin Neurol Neurosurg 2012; 114: 381–384

[12] Farber SH, Parker SL, Adogwa O, McGirt MJ, Rigamonti D. Effect of antibiotic-impregnated shunts on infection rate in adult hydrocephalus: a single institution's experience. Neurosurgery 2011; 69: 625–629, discussion 629

[13] Parker SL, Anderson WN, Lilienfeld S, Megerian JT, McGirt MJ. Cerebrospinal shunt infection in patients receiving antibiotic-impregnated versus standard shunts. J Neurosurg Pediatr 2011; 8: 259–265

[14] Demetriades AK, Bassi S. Antibiotic resistant infections with antibiotic-impregnated Bactiseal catheters for ventriculoperitoneal shunts. Br J Neurosurg 2011; 25: 671–673

[15] Aschoff A, Kremer P, Benesch C, Fruh K, Klank A, Kunze S. Overdrainage and shunt technology. A critical comparison of programmable, hydrostatic and variable-resistance valves and flow-reducing devices. Childs Nerv Syst 1995; 11: 193–202

[16] Czosnyka Z, Czosnyka M, Richards HK, Pickard JD. Laboratory testing of hydrocephalus shunts — conclusion of the U.K. Shunt evaluation programme. Acta Neurochir (Wien) 2002; 144: 525–538, discussion 538

[17] Frim DM, Goumnerova LC. In vivo intracranial pressure dynamics in patients with hydrocephalus treated by shunt placement. J Neurosurg 2000; 92: 927–932

[18] de Jong DA, Delwel EJ, Avezaat CJ. Hydrostatic and hydrodynamic considerations in shunted normal pressure hydrocephalus. Acta Neurochir (Wien) 2000; 142: 241–247

[19] Meier U, Lemcke J, Al-Zain F. Clinical experience in the treatment of idiopathic normal pressure hydrocephalus using the programmable gravity-assisted valve (proGAV Aesculap). Neurosurg Q 2007; 17: 52–55

[20] Kiefer M, Eymann R, Meier U. Five years experience with gravitational shunts in chronic hydrocephalus of adults. Acta Neurochir (Wien) 2002; 144: 755–767, discussion 767

[21] Meier U, Kiefer M, Sprung C. Normal Pressure Hydrocephalus: Pathology, Pathophysiology, Diagnostics, Therapeutics and Clinical Course. Erwitte: PVV Science Publications; 2003

[22] Meier U, Kiefer M, Sprung C. Evaluation of the Miethke dual-switch valve in patients with normal pressure hydrocephalus. Surg Neurol 2004; 61: 119–127, discussion 127–128

[23] Meier U, Kintzel D. Clinical experiences with different valve systems in patients with normal pressure hydrocephalus: evaluation of the Miethke dual-switch valve. Childs Nerv Syst 2002; 18: 288–294

[24] Meier U. Outcome of idiopathic normal pressure hydrocephalus after surgery with gravity valves. Neurosurg Q 2004; 14: 119–126

[25] Drake JM, Kestle JR, Milner R et al. Randomized trial of cerebrospinal fluid shunt valve design in pediatric hydrocephalus. Neurosurgery 1998; 43: 294–303, discussion 303–305

[26] Richards HK, Seeley HM, Pickard JD. Shunt revisions: data from the UK shunt registry. Eur J Pediatr Surg 2000; 10 (Suppl.) I: 59

[27] Børgesen SE. Conductance to outflow of CSF in normal pressure hydrocephalus. Acta Neurochir (Wien) 1984; 71: 1–45

[28] Sprung C, Schlosser HG, Lemcke J et al. The adjustable proGAV shunt: a prospective safety and reliability multicenter study. Neurosurgery 2010; 66: 465–474

[29] Lemcke J, Meier U, Müller C et al. On the method of a randomized comparison of programmable valves with and without gravitational units: the SVASONA study. Acta Neurochir Suppl 2012; 114: 243–246

[30] Toma AK, Tarnaris A, Kitchen ND, Watkins LD. Use of the proGAV shunt valve in normal pressure hydrocephalus. Neurosurgery 2011; 68 (Suppl Operative): 245–249

[31] Lemcke J, Meier U. Improved outcome in shunted iNPH with a combination of a Codman Hakim programmable valve and an Aesculap-Miethke ShuntAssistant. Cent Eur Neurosurg 2010; 71: 113–116

[32] Meier U, Lemcke J. First clinical experiences in patients with idiopathic normal pressure hydrocephalus with the adjustable gravity valve manufactured by Aesculap [proGAV(Aesculap)]. Acta Neurochir Suppl (Wien) 2006; 96: 368–372

第 11 章

手术技巧

Surgical Technique

Michael J. Fritsch
桂松柏 译

分流手术通常被认为是一种简单易行的手术。在所有神经外科手术中，分流是一种时间相对较短、手术风险较小、手术难度不大的手术。但有经验的神经外科医师清楚，真实的情况是分流手术潜在的并发症发生率很高，有些后果非常严重。有很多手术中需要注意的细节，如果没有被足够重视，很可能带来很严重的手术并发症以及不良预后。

完成一台分流手术，并没有唯一的或者独特的手段。许多的外科手术技巧、方式都可能带来很好的手术效果和预后。本章叙述的脑室腹腔分流术是作者的个人手术经验以及和其他神经外科医师的交流心得，这些经验来自不同神经外科中心的训练体会和手术经验。

一、手术室的设置

我们遵循 Maurice Choux 制定的"分流原则"（尤其对于婴幼儿患者）[1]。如果可以选择，分流手术应该被安排为每日手术的上午第一台。手术室内的人员越少越好（只有神经外科医师、助手、麻醉师和器械护士等必须人员在手术间内）。分流手术器械在皮肤切开之前一定要预先放置在手术室里，以减少不必要的人员进出和开关门。行分流手术的手术室门口要注明：本手术室正在进行分流手术，无关人员不要进入。除非有紧急情况，手术室内人员不要进出手术室。标准使用抗生素的方法（许多神经外科中心的标准）是在皮肤切开前 30 分钟使用一次抗生素（头孢呋辛钠 1.5 g 静脉使用）。术后并不常规使用抗生素。

成功的手术来自于许多正确的选择。选择适合的分流设备很重要。能够走动的患者，例如大多数特发性正常压力脑积水（NPH）患者，适合使用具有重力辅助阀的分流管。对于无法行走站立的患者（例如大多数是继发性 NPH 患者）则适合差压阀。能够行走的患者行分流手术后过度引流的风险增大。不能行走或站立、并且基本卧床的患者，则过度引流的可能性小，更适合差压阀。

阀的初始压力都是设置为 5 cm 开启压力。对于可调压分流管，可以在手术前调整阀的压力。更进一步的手术细节详见第 15 章。关于过度引流或者引流不足以及相关并发症的讨论详见第 10 章。

二、体位

体位对于手术的顺利进行非常重要。应该由手术医师或有经验的助手为患者摆好体位。如果没有特别的理由需要在患者的左侧进行手术操作（比如既往手术或者植入），我们一般选择在患者的右侧进行手术操作。患者仰卧位，头放置在马蹄形头托上或者头圈里。头偏向手术操作侧的对侧，一般旋转 45°到 60°，头略后仰。右肩需要轻度抬高。胸部、颈部以及耳后区域之间应该呈一条直线，以方便做皮下通道。

三、备皮和消毒

对于成年患者，我们对额部、颞部以及耳后区域进行术前备皮。相反，对于儿童患者（并非本书的重点），我们仅仅在分流手术的路径这一狭窄区域进行备皮。对于新生儿，我们不在头部备皮。我们认为消毒之前首先清洁手术区域的皮肤很重要。外科医师应该自己亲自消毒，因为这样他或她才能够清楚地知道手术区域的边界。对于术中可能修改手术计划或者需要更换体位的手术，手术医师亲自消毒尤为重要。手术医师需要事先考虑清楚消毒的范围。

四、铺巾

主刀医师应该亲自铺巾。首先用贴膜覆盖整个消毒的手术区域。消毒区域干燥后再贴膜，这样才能贴附紧密。然后开始从头部到腹部铺巾，头部铺巾形状为 U 形，然后在手术区域的两侧各铺巾一块，最后在下方铺巾。当然，先铺巾，后贴膜，也可以。完成铺巾后，将手术器械放置在护士操作台上。此时，更换手套（图 11-1）。

五、手术步骤

两名外科医师配合手术。手术器械放置方法为由近到远的方向排列。首先冠状缝前钻孔，放置分流管脑室端，然后安装阀门，接着连接分流管腹腔端。有些外科医师是头部操作和腹部操作同时进行。

分流手术尽量使用器械进行，尽量不用手接触分流管，更要少接触患者手术区域的皮肤。分流管只有到开始使用时才从包装中取出，尽量晚接触空气。如果因为某种原因已取出，但没有开始进行置入操作，则应该放置在无菌液体中。

（一）分流管脑室端

额部做直切口。将切口撑开，将分流泵放置在切口远端头皮下，而不是直接在切口下方，这样将来如果需要穿刺分流泵的时候可以避免直接从切口瘢痕处穿刺。

颅骨钻孔位置为 Kocher 点（冠状缝前 2 cm，中线旁开 3 cm）。建议使用标准 11-3-6 测量方法，钻孔位置位于鼻根部上方 11 cm（对于白种人，刚好位于冠状缝前 2 cm），中线旁开 3 cm，然后分流管脑室端从颅骨内板开始应该置入脑内 6 cm。穿刺同侧脑室额角的解剖标志为同侧眼睛的内眦和同侧耳朵的耳屏。依照上述测量方法，即使脑室较小，我们也可以几乎在所有的患者都做到把分流管脑室端放置入额角，并且不邻近室间孔。如何将分流管脑室端放置到最佳放置的不同方法已经发表[2]。

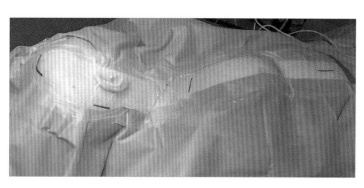

图 11-1　行右侧脑室腹腔分流术患者的体位和铺巾方法

颅骨钻孔完毕后，切开硬脑膜和蛛网膜。如果没有切开蛛网膜，就不能进行脑室穿刺。再将分流管脑室端放置入脑室前，我们将长度为 6.5 cm 的分流管脑室端和分流泵连接（穿刺脑室后，从颅骨内板开始测定，放置在脑组织内的长度为 6 cm）。用一段位于帽状腱膜下的分流管连接分流泵和阀，将该段分流管从耳后的第二个切口引出（图 11-2）。

然后用 Cushing 或者 Scott 脑穿针穿刺脑室，脑脊液流出后，拔出脑穿针，循原穿刺针道方向使用手术镊置入分流管脑室端。

当分流管脑室端进入脑室后，脑脊液会流入分流泵。轻微按压后，远端脑脊液会流出。将部分脑脊液送化验（糖及蛋白检测、细胞计数）。如果有适应证，取标本送细菌培养和细菌涂片检查。我们不直接从分流管脑室端接取脑脊液送化验，因为在脑室较小的情况下（例如少部分 NPH 患者），外科医师可能会因为脑室变得更小而失去可能需要的第二次穿刺脑室的机会（图 11-3、11-4、11-5）。

其他外科医师选择直接使用内置导丝的分流管脑室端穿刺脑室。优点是仅仅需要一次针对脑组织的穿刺即可。缺点是连接分流管脑室端和分流泵时，脑室端位于脑室内，在进行连接操作时，脑室端会在脑室内进、出移动，有可能导致分流管的位置移位，从而不在最佳位置。

（二）阀门

第二个切口位于耳屏的后方略上的位置。在过去的几年里，我们设计第二个切口为纵向切口，和颞枕部的动脉走形平行。这种切口可以避免损伤耳后动脉或枕动脉的主要分支。在此之前，我们做横切口。无论是何种切口，都可以在耳后向乳突方向轻易撑开帽状腱膜下的间隙（图 11-7、11-8、11-9）。

阀门的最佳放置位置在耳后区域，尽量远离耳朵，但是又要确保阀和身体的纵轴平行。术后，该位置需要头颅侧位 X 线片证实（图 11-10、11-11、11-12）。

手术进行至这一步，分流管的脑室端和分流泵已经安放完毕。可以随时从分流泵里安全抽取脑脊液，并且确保了分流泵两端的分流管是垂直直角的关系。这种放置分流管脑室端的操作方法在此后的操作里不会干扰

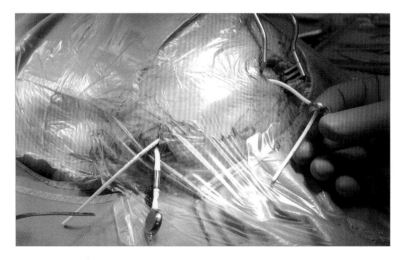

图 11-2 做左侧脑室腹腔分流术。将分流管脑室端和分流泵连接，然后将分流泵的远端和一段位于帽状腱膜下的分流管连接。阀和分流管腹腔端已经放置在皮下

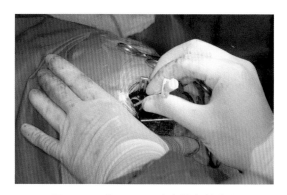

图 11-3　使用 Scott 脑穿针穿刺脑室

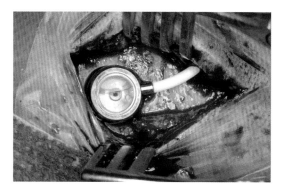

图 11-5　显示脑脊液流入分流泵

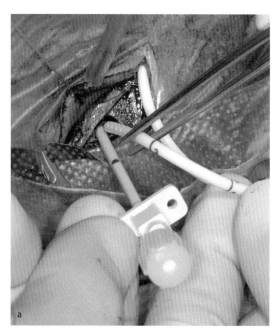

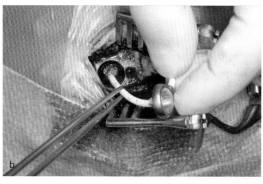

图 11-4　（a 和 b）取出脑穿针，经过相同的穿刺道使用手术镊将分流管脑室端（没有内置导丝）放入脑室。在两名不同患者中展示该手术技巧

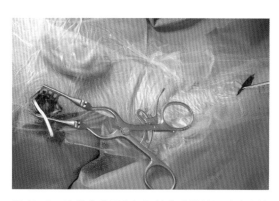

图 11-6　连接分流泵和阀门的分流管的远端（连接阀之前），从该分流管远端可以取脑脊液进行化验

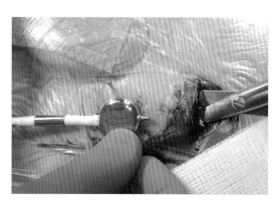

图 11-7　将阀门放置在耳后（左侧手术），取横切口。切记要将重力装置放置的位置和身体纵轴平行。需要在耳后撑开足够大的帽状腱膜下区域以放置阀门、重力装置和分流管腹腔端，避免上述结构的扭曲、折叠

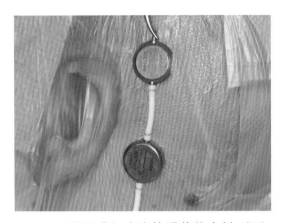

图 11-8　需要进行分流管调整的病例：阀门（proGAV, 近端, 可调节）和重力装置（proSA, 远端, 可调节）的正确位置

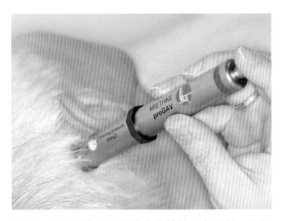

图 11-11　调节阀以调节分流管的压力限制。阀门应该尽可能远离耳屏，以避免在调压的时候，患者的眼镜会干扰调压，这样在调压的时候更方便，不需要按压或者扭曲患者的耳郭

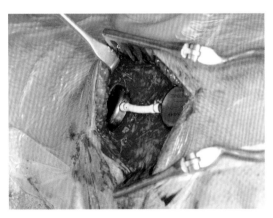

图 11-9　原来的耳后切口被重新切开，将重力装置（可调节）和身体纵轴平行放置。不要把分流管装置的任何部分刚好放置在切口下，把它们放置在切口和耳屏之间的皮肤下面

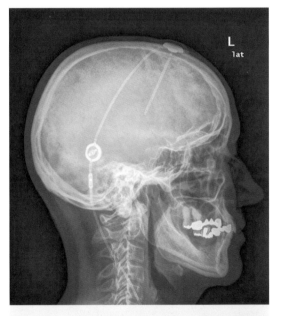

图 11-12　头颅侧位 X 线片显示 proGAV 阀（圆形，头端，可调节）和重力装置（位于阀的尾端，不可调节，和患者身体的纵轴平行）的正确位置

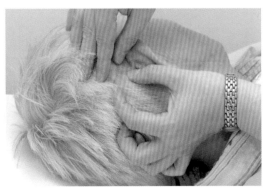

图 11-10　术后 6 个月触摸定位可调节的阀门

移动已经置入脑组织内的分流管的位置。接下来一步，缝合头部钻孔位置的帽状腱膜。

（三）分流管腹腔端

第三个切口位于腹部的脐部。此时，做从腹部到耳后的皮下通道。有些患者无法经过一次皮下通道操作连接上述两个切口，则需要在锁骨上方做第四个切口。然后从锁骨上切口向耳后切口再做皮下通道。阀门放置完毕后，其远端的分流管也放置在皮下后，连接来自分流泵的分流管的远端和阀的近端，并以丝线结扎确保不脱落。

在耳后撑开一个足够大的空间以放置阀门是非常重要的，以确保阀门可以轻松进入这个撑开的囊袋。轻柔牵拉分流管的腹腔端使得阀门到达它的位置。阀门安置完毕后，应该确保耳后切口正下方没有分流管的任何设备，而且阀门应该位于耳屏和切口之间已经准备完善的皮下囊袋中。

此时，应该确认脑脊液可以从分流管的腹腔端末端流出。如果没有则需要从分流管末端抽吸或者按压分流泵，以确认分流管通畅（图 11-13）。

上述步骤确认完成后，有两种方法放置

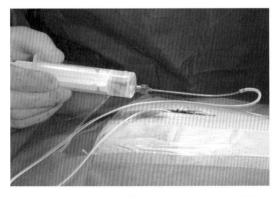

图 11-13　在将分流管放入腹腔之前，从分流管腹腔端的远端抽出脑脊液（该患者为脑出血后的继发性 NPH）

分流管腹腔端。一种方法是使用套管针，这种方法安全可靠，我们近几年都在使用。对于使用熟练的外科医师来说，这种技巧很安全，甚至有作者报道，均优于开腹手术放置分流管（堵管率、感染率、手术时间等方面）[3, 4]。根据我们的经验，虽然没有做过临床研究，其堵管率和开腹手术比较没有明显差别。但是，套管针技术更节省时间（平均节省手术时间 10 分钟）。另外，感染率更低，创伤更小（整个切口小），操作更简易。

另一种选择就是切开皮下脂肪、腹直肌前鞘，分开肌肉（用拉钩钝性分开），用刀或小的手术剪切开腹直肌后鞘，然后切开腹膜小口。在腹腔内，我们通常使用钝性剥离器械以确保确实是切开腹膜进入腹膜腔了，同时确认放入分流管的位置没有腹腔内粘连。然后将分流管腹腔端放入腹膜腔。通常将分流管用不可吸收缝线固定在腹直肌后鞘上（图 11-14）。

对于可能有腹腔内粘连的患者，应该选择腹腔镜手术放置分流管腹腔端。这个手术需要和腹部外科的医师合作。越来越多的文章主张常规使用腹腔镜技术将分流管腹腔端放入腹膜腔（图 11-15、11-16、11-17）[5-9]。

六、其他分流方法

其他分流方法包括脑室心房分流术和腰大池腹腔分流术。后者被广泛应用于脑假瘤综合征。然而，一些综述报道了腰大池腹腔分流术的并发症发生率太高，而且需要二次调管的可能性大[2]。

脑室心房分流术应用于腹膜炎后或腹腔大手术后的腹腔内严重粘连患者。分流管脑

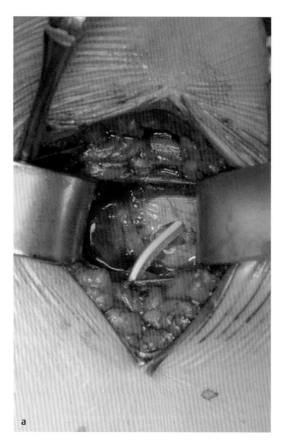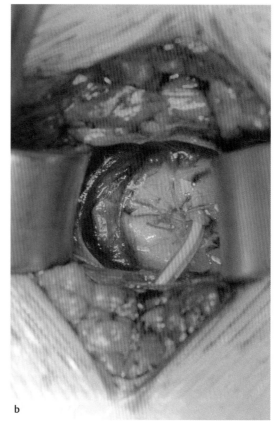

图 11-14 （a）将分流管腹腔端放入腹膜腔；（b）缝合腹膜，然后固定分流管腹腔端

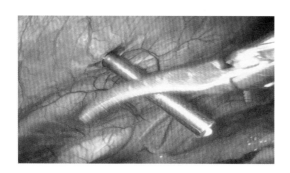

图 11-15　腹腔镜下观：套管针穿透腹壁

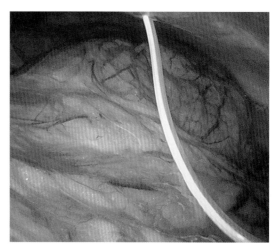

图 11-17　腹腔镜下观：分流管放置在腹膜腔内

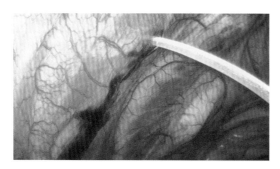

图 11-16　腹腔镜下观：从套管针内置入分流管腹腔端

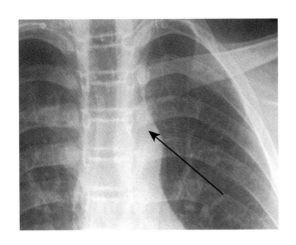

室端的置入方法同上述脑室腹腔分流手术的方法。分流管远端的放置方法可以是置入面静脉（位于下颌角下方 2 cm），或者直接置入颈内静脉。脑室心房分流术的风险是右心房血栓形成（图 11–18）。

图 11–18　胸部 X 线片，脑室心房分流术的心房端末端恰好位于第四肋骨头表面

参考文献

[1] Choux M, Genitori L, Lang D, Lena G. Shunt implantation: reducing the incidence of shunt infection. J Neurosurg 1992; 77: 875–880

[2] Kandasamy J, Hayhurst C, Clark S et al. Electromagnetic stereotactic ventriculoperitoneal CSF shunting for idiopathic intracranial hypertension: a successful step forward? World Neurosurg 2011; 75: 155–160, discussion 32–33

[3] Bani A, Telker D, Hassler W, Grundlach M. Minimally invasive implantation of the peritoneal catheter in ventriculoperitoneal shunt placement for hydrocephalus: analysis of data in 151 consecutive adult patients. J Neurosurg 2006; 105: 869–872

[4] Wang GM, Fu SL, Ge PF et al. Use of a new type of trocar for the surgical treatment of hydrocephalus: a simple and effective technique. J Int Med Res 2011; 39: 766–771

[5] Khaitan L, Brennan EJ. A laparoscopic approach to ventriculoperitoneal shunt placement in adults. Surg Endosc 1999; 13: 1007–1009

[6] Naftel RP, Argo JL, Shannon CN et al. Laparoscopic versus open insertion of the peritoneal catheter in ventriculoperitoneal shunt placement: review of 810 consecutive cases. J Neurosurg 2011;115: 151–158

[7] Roth JS, Park AE, Gewirtz R.Minilaparoscopically assisted placement of ventriculoperitoneal shunts. Surg Endosc 2000; 14: 461–463

[8] Roth J, Sagie B, Szold A, Elran H. Laparoscopic versus nonlaparoscopic-assisted ventriculoperitoneal shunt placement in adults. A retrospective analysis. Surg Neurol 2007; 68: 177–184, discussion 184

[9] Turner RD, Rosenblatt SM, Chand B, Luciano MG. Laparoscopic peritoneal catheter placement: results of a new method in 111 patients. Neurosurgery 2007; 61 (Suppl): 167–172, discussion 172–174

第 12 章

第三脑室底部造瘘术治疗 正常压力脑积水

Endoscopic Third Ventriculostomy in Normal Pressure Hydrocephalus

Uwe Kehler
桂松柏 译

ETV 用于治疗交通性脑积水和 NPH 的理论依据

技巧

并发症

手术结果

小结

梗阻性脑积水适合第三脑室底部造瘘术（endoscopic third ventriculostomy，ETV）治疗。对于梗阻性脑积水，ETV 可以取代分流手术，有助于避免分流手术的并发症，例如感染、分流管移位、分流管梗阻以及过度引流等。内镜设备、器械的发展以及高清摄像头技术的出现提高了内镜手术的安全性。然而，在很长时期内，ETV 仅用于梗阻性脑积水，例如导水管梗阻、后颅凹肿瘤、第四脑室出口阻塞等。由于避免放置分流管给患者带来的益处如此明显，所以很多学者开始研究 ETV 是否适合其他类型脑积水的治疗。有报道 ETV 也被用于治疗交通性脑积水，从而引发了关于 ETV 是否对交通性脑积水，甚至特发性正常压力脑积水（NPH），同样有治疗效果的争论。如今，有两个极端现象存在：一部分医师采用 ETV 作为所有脑积水的首选治疗方法；另一部分医师则对所有脑积水都采用分流手术。然而，ETV 虽然是一个安全的手术，但并非毫无风险（见下文）。所以，必须有一个病理生理的理论来解释为何 ETV 可以应用于交通性脑积水。从伦理道德角度出发，没有任何理论依据认为患者做 ETV 是不正确的。近期，有一些理论依据被提出用来解释为何对于部分交通性脑积水（包括部分 NPH）可以使用 ETV 进行治疗。

一、ETV 用于治疗交通性脑积水和 NPH 的理论依据

传统脑脊液循环理论可以很好地解释为何 ETV 对梗阻性脑积水（例如中脑导水管梗阻）有效。通过对于第三脑室底部造瘘，建立了脑室系统（脑脊液来源）和蛛网膜下腔（脑脊液吸收处）之间的沟通。通过 ETV，脑脊液可以绕道第四脑室梗阻或导水管梗阻到达蛛网膜下腔吸收。

但是，我们如何解释 ETV 对交通性脑积水甚至 NPH 有效呢？有一个解释是幕下脑池内梗阻，或者称为幕下脑池内梗阻性脑积水（infratentorial intracisternal obstructive hytrocephalus，InfinOH）[1]。这种梗阻可以由以前的脑膜炎或幕下蛛网膜下腔出血导致，也可能由未知原因导致（特发性）。在这种情况下，依然有脑室和蛛网膜下腔 / 小脑延髓池之间的交通，所以依然是交通性脑积水。然而，如果小脑延髓池和桥前池之间没有交通，脑脊液就不能到达幕上重吸收的区域。此时，第三脑室底部的造瘘可以绕道这一类幕下脑池内梗阻，和绕道导水管梗阻的原理一致。InfinOH 的特点是第三脑室底部向下方凸出（下陷），终板向前方膨出，原因是第三脑室内部的压力和周边蛛网膜下腔的压力之间有差异，第三脑室内压力大于周边蛛网膜下腔的压力（图 12-1）。幕下梗阻不能直接看到，但是间接征象明确，类似于一个水坝：梗阻前 / 水坝前的区域（脑室和小脑延髓池）扩大，梗阻后区域（桥前池和幕上蛛网膜下腔）正常大小或缩小。这些征象可以在薄层矢状位 T2 像 MRI 上清晰显示（图 12-1）。这个理论被 ETV 术后 NPH 的临床症状改善以及影像上第三脑室

底部、终板膨出的消失证实（图 12-2）。对于 InfinOH 这一亚型的评论是它并非原发性而是继发性 NPH。可能是因为桥前池的梗阻是由于既往发生的轻度脑膜炎或者脑出血导致。然而，在很多患者，这些疾患没有症状或被患者忘记；此时，从临床角度出发（如果没有明确病因），就只能推测诊断为特

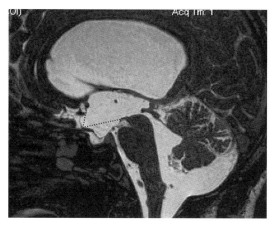

图 12-1　幕下脑池内梗阻性脑积水（InfinOH）：ETV 前，可见第三脑室底部向下膨出，终板向前方膨出。虚线显示的是正常解剖位置。没有显示有脑脊液流动途径的梗阻

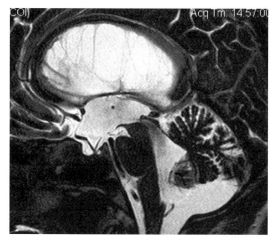

图 12-2　幕下脑池内梗阻性脑积水（InfinOH）：ETV 后。第三脑室底部不再向下方凸出，终板也不再向前方膨出

发性 NPH。InfinOH 大约占到特发性 NPH 的 10%[2]；所以，根据这一数据，只有 10% 的特发性 NPH 行 ETV 有效（图 12-2）。

颅内顺应性下降的流体动力学理论在特发性 NPH 发展中的作用，是以另外一个完全不同的途径去解释为何 ETV 对于部分特发性 NPH 有效。脑血管弹性和容量的下降导致脑血流量下降、脑供血不足和颅内顺应性下降，继而导致脑灌注压增高。此时，心脏收缩压增加将脑组织推向颅骨，同时挤压脑室周围的空间；这一点可以解释为何脑室扩大伴随蛛网膜下腔缩小[3, 4]。此时，ETV 可以使得脑室内脑脊液从瘘口释放，减少动脉压搏动的水锤效应，从而终止特发性 NPH 病理机制的继续进行。分流手术是同样的作用机理。如果这个理论是正确的，那么 ETV 对于特发性 NPH 和慢性脑积水（被认为和特发性 NPH 具有相似的病理机制）都应该有效。但是，该理论和结果有时却完全不符合（见下文）。

（一）对于分流手术失败的患者行 ETV

ETV 经常被讨论用来代替分流手术失败患者的分流管调整手术，但是 ETV 是否有效通常取决于导致脑积水的病因。对于梗阻性脑积水，分流手术失败后行 ETV 通常有效。但是，对于交通性脑积水，相同情况下，仅部分有效[5]。对于后者，如果 ETV 有效，可以用上述 InfinOH 理论和 / 或流体动力学理论解释。

二、技巧

ETV 的手术步骤已经达成共识，只是在一些小的细节上可能有所差异。可以使用硬镜或软镜操作。内镜连接摄像头，然后手

术医师通过一个能够方便看到的屏幕观看术野图像并操作。

(一) 术前计划

为了详细计划内镜手术，如果有 MRI 设备，应该在手术前做 MRI 检查。为了减轻并发症，准确的术前计划是必要的。术前影像有助于设计内镜进入脑组织的最佳位置以及如何到达并通过室间孔的途径。同时，能够显示第三脑室底部解剖的异常，这些异常有可能干扰造瘘的安全，例如基底动脉瘤、血管迂曲、动静脉畸形等。还要观察脑干和斜坡之间的空间是否足够做 ETV。

通常从额部中线旁的颅骨钻孔处将硬镜置入侧脑室。钻孔点的位置是灰结节和室间孔之间的连线向上延长后和颅骨之间的交点（图 12-3、12-4）。灰结节位于乳头体和漏斗隐窝 / 斜坡之间，是行 ETV 的位置。患者颅骨钻孔相对应的皮肤位置可以通过在 MRI 上测量从鼻根到该点的距离来精确定位（图 12-3、12-4），或者通过导航确定。钻孔位置为中线旁 2 cm。如果偏外侧，则硬镜到达第三脑室底部的路径中，可能损伤丘脑、动眼神经以及后交通动脉。如果钻孔偏内，则可能损伤桥静脉或者矢状窦。如果室间孔较小，那么钻孔的位置就更需要精确定位。如果钻孔位置不理想，则硬镜通过室间孔的时候就需要牵拉室间孔才能达到第三脑室底部的造瘘位置。室间孔周围的结构都很娇嫩，可能由此被牵拉损伤从而导致相对应的神经功能损害。

(二) 患者的体位

患者仰卧位，头略抬高，钻孔点基本位于头部最高点。这样可以防止空气进入脑

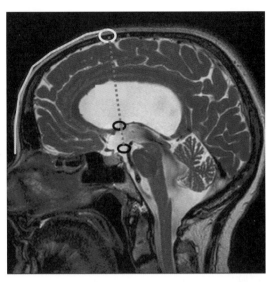

图 12-3　确定 ETV 的位置。第三脑室底部造瘘的位置和室间孔的位置可见矢状位 MRI，以黑色圆圈显示。连接两点的直线向上延长和颅骨的交点就是内镜置入的钻孔点。在 MRI 矢状位影像上测量从鼻根部到该点的距离，然后在患者头部确定相应皮肤位置

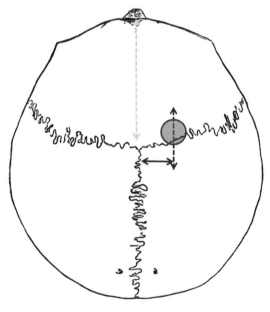

图 12-4　定位 ETV 的钻孔点：在冠状位上偏离中线 2 cm，矢状位上大致位于冠状缝上。依据矢状位 MRI 的测量结果，从鼻根开始测量（橘红色线）精确定位矢状位上钻孔的位置

室，以避免影响手术视野和手术操作。

（三）手术技巧

手术前预防性使用抗生素，术野皮肤消毒、铺巾。做皮肤切口和颅骨钻孔。切开硬脑膜、电凝、切开蛛网膜、软脑膜和皮层。根据内镜的设计和大小，将镜鞘（内有内镜或没有内镜）轻柔地通过脑组织置入侧脑室。在矢状位上，置入的方向是向耳屏方向；在冠状位上，置入的方向是向鼻根部。如果脑组织和脑室壁韧硬，此时需要小心操作，因为此时钝性的内镜可能把脑室壁推向下方，而内镜本身则并没有进入脑室。在置入脑室镜镜鞘之前先用脑针穿刺脑室是一个好办法，可以避免钝性脑室镜镜鞘对脑室壁的挤压。

一旦内镜进入脑室，则可以在显示屏上显示术野，继续手术。一般选择 0°内镜。第一步，定位解剖标志。如果没有看到室间孔，则将内镜头部前移以找到脉络丛。顺着脉络丛可以找到室间孔。如果找不到脉络丛，内镜则可能在没有脉络丛的额角内，内镜头部需要后移以找到室间孔。

室间孔（图 12-5）的前、内界为穹窿，侧界为丘脑。后界被脉络丛覆盖，后者继续延伸到第三脑室顶部。在侧面可以见到丘纹静脉。丘纹静脉回流到位于第三脑室顶部的大脑内静脉。在中线位置可以看到隔静脉。

如果颅骨钻孔位置选择恰当，置入脑室镜方向正确，内镜进入侧脑室后，可以在侧脑室内通过室间孔看到下方的乳头体、漏斗隐窝以及第三脑室底部。此时，内镜前移通过室间孔进入第三脑室。然后，定位造瘘进入桥前池的位置。如果第三脑室底部是半透明，则可以很容易在基底动脉顶端前方造瘘

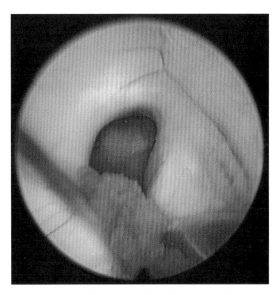

图 12-5　室间孔，后部为脉络丛，前、内界为穹窿

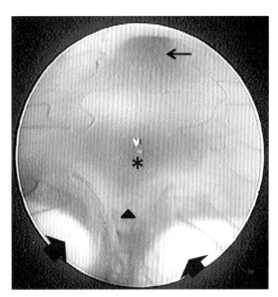

图 12-6　半透明的第三脑室底部：漏斗隐窝（←），基底动脉顶部分叉处（▲），从 P1 段发出的穿支动脉和乳头体（♦）。计划做 ETV 的位置用星点标记

（图 12-6）。如果第三脑室底部不透明（图 12-7），则造瘘时需要时刻注意避免损伤下方结构（图 12-8）。在乳头体、基底动脉和大脑后动脉 P1 段之前，有到达脑干的穿支动脉[6]。在第三脑室底部的侧方是动眼神经

和后交通动脉，前方是漏斗隐窝和垂体。沿着斜坡稍微向下方深入，是位于中线侧方仅数毫米的外展神经。在行 ETV 前，手术医师要清楚所有周围的解剖结构以避免损伤。

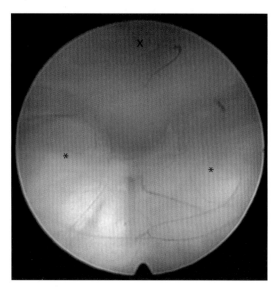

图 12-7 不透明的第三脑室底部。可见乳头体 (*) 和漏斗隐窝（X）。可能损伤的结构，特别是基底动脉，无法看到

最佳的造瘘位置为基底动脉顶端前方、斜坡后方的中线区域。

钝性造瘘，例如以球囊导管沿着斜坡向下方造瘘。有时，第三脑室底部很韧，此时可能需要锐性器械造瘘[7]。

小的造瘘口需要进一步扩大，以避免重新闭合。可以用球囊导管的球囊扩张来扩大造瘘口（图 12-9）；或者将造瘘钳或标本钳伸入造瘘口，然后张开以扩大造瘘口。

造瘘完毕后，应该直视基底动脉和穿支血管，还有脑干。如果没有做到能够直视上述结构，则造瘘可能进入了蛛网膜前方的硬膜下空间内。在这种情况下，则必须再进一步穿通蛛网膜/Liliequist 膜以沟通脑室和蛛网膜下腔。

造瘘口的合适直径并不能确定。从临床角度出发，在不损伤周围结构的前提下，造瘘口越大越好。在大多数情况下，3~4 mm直径的造瘘口可以很安全地完成（图 12-10）。一般冲洗就可以止血。

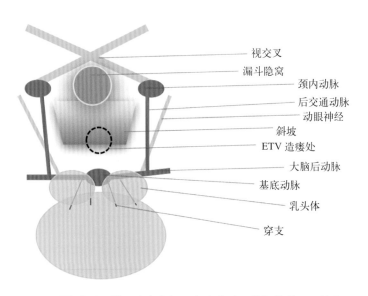

图 12-8 第三脑室底部，在造瘘时可能损伤的周围结构

视交叉
漏斗隐窝
颈内动脉
后交通动脉
动眼神经
斜坡
ETV 造瘘处
大脑后动脉
基底动脉
乳头体
穿支

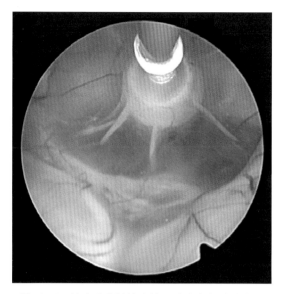

图 12-9　扩张球囊以扩大第三脑室底部的造瘘口

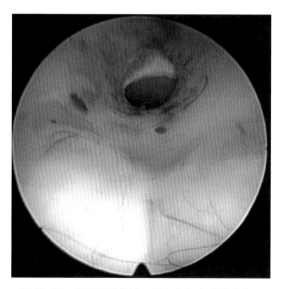

图 12-10　在不透明的第三脑室底部完成的造瘘口

ETV 完成后，退出内镜，用骨蜡封闭骨孔，缝合切口。

三、并发症

在过去的 10 年里 ETV 手术经验积累丰富，目前该手术被认为安全、简易[8,9]。

然而，实际情况是，该手术的潜在风险较大，可能导致暂时或者永久的神经功能缺损。所以，必须努力采取一切可能措施以做到减少这些并发症的发生。认识一些相关并发症，并理解导致发生的原因是避免至少减少并发症发生的必要因素。目前，并没有专门讨论关于对 NPH 行 ETV 后会发生何种并发症的相关报道。然而，ETV 的并发症发生率更多是和 ETV 操作本身相关，而不是和导致脑积水的病因相关（梗阻性或交通性脑积水）。在 NPH 患者中，动脉粥样硬化、第三脑室底部硬韧等现象更常见，可能会导致 ETV 的并发症发生率轻微增加。

另外，对于脑室较小的患者或者裂隙脑室的患者（这种现象不会见于 NPH），并发症发生的风险更高。并发症发生的原因可能在于手术医师内镜手术经验不足和手术前计划不周全。几位学者曾经报道随着手术医师经验的积累，手术并发症发生率下降[8,9]。

从理论上说，在内镜的途径上，所有围绕内镜的组织都有可能被损伤：将内镜置入脑组织和置入脑室的时候可能被硬化的脑组织阻拦（在老年患者更常见）。皮层可能被推挤向下塌陷从而导致牵拉桥静脉甚至可能会损伤桥静脉。

内镜进入的途径必须事先计划周全，并且需要首先用脑针穿刺，成功后再置入内镜或镜鞘。一个不正确的置入方向可能会导致外科医师内镜置入脑室的位置不合适。如果方向偏外侧，可能损伤丘脑甚至内囊，从而导致偏瘫。如果方向过于偏内侧，可能损伤大脑前动脉和它的分支，还有可能进入对侧脑室。

内镜进入侧脑室后，需要经过室间孔。室间孔周围所有的结构都有被损伤的风险，特别是颅骨钻孔位置不理想的情况下损伤的概率增加。钻孔位置和室间孔位置决定了硬镜能够到达的第三脑室底部的位置范围。如果硬镜不能到达计划造瘘的位置，就需要在第三脑室内移动内镜。这种移动就会导致牵拉室间孔周围娇嫩的组织，例如穹窿、丘纹静脉。对于这些结构的损伤可能导致脑室内出血或者记忆功能障碍。

ETV 最危险的步骤是最后一步的第三脑室底部造瘘。基底动脉和穿支血管可能被损伤，从而可能导致死亡。当然，所有其他第三脑室底部周围的结构都有可能被损伤（图 12-8）。

报道的并发症包括：静脉和动脉出血（导致脑内和脑室内血肿、蛛网膜下腔出血）、丘脑损伤导致轻偏瘫、穹窿挫伤[10]、下丘脑损伤导致尿崩。脑脊液漏（3.1%）和脑膜炎（2.3%）更常见[9]。颅神经损伤的报道较少[8, 11]。与手术步骤相关的并发症发生率约为 9%~10%[8, 9]，但多数为无症状或者一过性；持续和严重的并发症较少。对于有经验的手术医师，手术步骤相关的并发症发生率低于 1%[8, 9]。

四、手术结果

对于梗阻性脑积水，ETV 的有效率较高（达到 95%）[12]。尽管如此，即使对于梗阻性脑积水，ETV 成功并不代表治愈。有很多报道发现造瘘口重新闭合[13, 14]，其中有些患者病情突然恶化[15]。

因此，建议和脑室腹腔分流术后一样，ETV 术后同样定期随访。目前，仅有数篇报道涉及 NPH 行 ETV 后的成功率，而且结果相差较大，从 21% 到 69% 不等[16-18]。更多的研究在设计或者在进行中，这些研究是

必要的，目的是明确是否应该对 NPH 患者行 ETV 治疗。早期第一个比较 ETV、脉络丛烧灼以及可调压分流手术的随机对照研究在进行时被终止，原因是神经内镜手术治疗对于特发性 NPH 患者无效[19, 20]。设计完善、执行完善的研究结论显示对于特发性 NPH 患者使用可调压分流手术治疗 NPH 效果优于 ETV 和脉络丛烧灼[20]。

总之，对于特发性 NPH，如不考虑其特殊的亚型（例如 InfinOH），则不推荐行 ETV。对特发性 NPH 患者行 ETV 的成功率远远低于对梗阻性脑积水行 ETV 的成功率。NPH 患者行 ETV，脑积水复发的概率也明显高于梗阻性脑积水[14, 17]。依据上述脑脊液动力学理论，成功率应该更高一些。另外，选择适合的特发性 NPH 患者以及 InfinOH 患者可能行 ETV 有效；然而，应该想到这些患者是否应该归类于特发性 NPH。这些梗阻可能是由既往没有明显症状的颅内感染或者出血导致，应该归类于继发性 NPH。

临床医师应该注意不能满足于 ETV 术后患者症状的部分改善而放弃可能的进一步改善症状的治疗。如果 ETV 术后，患者症状改善不明显，那么建议进行进一步的诊断评估措施（腰穿试验或者腰穿脑脊液外引流），以了解症状通过进一步治疗是否还能进一步改善。如果完成以上措施后患者症状有改善，说明 ETV 至少效果不明显，需要再行分流手术。

五、小结

ETV 在特发性 NPH 患者中的治疗作用有待于进一步研究。虽然，脑脊液动力学理论可以解释大多数患者行 ETV 后症状的部

分改善，但是第一次的随机临床试验结果显示特发性 NPH 患者行 ETV 效果不明显，与这一理论相对立[20]。InfinOH 理论仅仅可以解释对这一亚型 ETV 有效果的原因。慢性脑积水（例如导水管梗阻）和特发性 NPH 的区别依然不明确，临床上分辨困难。NPH 是一个很复杂的临床状况，了解依然有限。很难确定哪一名 NPH 患者行 ETV 有效，哪一名患者无效。然而，我们需要提供一个理论依据来明确何种特发性 NPH 患者行 ETV 有效，何时行 ETV 有效。否则，就是盲目治疗。前瞻性、随机临床研究[20]的最终结果会给下面的问题一个答案：是否 ETV 能够成为治疗特发性 NPH 的一个选择？目前，ETV 不被推荐为治疗特发性 NPH 的首选。但是，对于一些亚型（InfinOH）以及一些不愿意行分流手术的患者，可以考虑首先行 ETV 治疗。

参考文献

[1] Kehler U, Gliemroth J. Extraventricular intracisternal obstructive hydrocephalus—a hypothesis to explain successful 3rd ventriculostomy in communicating hydrocephalus. Pediatr Neurosurg 2003; 38: 98–101

[2] Kehler U, Herzog J. Infratentorial intracisternal obstructive hydrocephalus (InfinOH): how often is this subtype, which can be treated endoscopically, among idiopathic normal pressure hydrocephalus (iNPH)? IFNE Interim Meeting, Tokyo, Dec. 12–13, 2011. http://wah.kenkyuukai.jp/images/sys/information/20110209180757-F0F3F14F73D3A12D6DDE0FBFD6E8922601E082C6443314C34FBB740322D59038.pdf

[3] Greitz D. Radiological assessment of hydrocephalus: new theories and implications for therapy. Neurosurg Rev 2004; 27: 145–165, discussion 166–167

[4] Greitz D. Paradigm shift in hydrocephalus research in legacy of Dandy's pioneering work: rationale for third ventriculostomy in communicating hydrocephalus. Childs Nerv Syst 2007; 23: 487–489

[5] O'Brien DF, Javadpour M, Collins DR, Spennato P, Mallucci CL. Endoscopic third ventriculostomy: an outcome analysis of primary cases and procedures performed after ventriculoperitoneal shunt malfunction. J Neurosurg 2005; 103 (Suppl): 393–400

[6] Fabiano AJ, Leonardo J, Grand W. Posterior cerebral artery P1 segmentat the stoma during endoscopic third ventriculostomy in adults. J Neurol Neurosurg Psychiatry 2010; 81: 374–378

[7] Kehler U, Gliemroth J, Knopp U, Arnold H. How to perforate safely a resistant floor of the 3rd ventricle? Technical note. Minim Invasive Neurosurg 1998; 41: 198–199

[8] Schroeder HWS, Niendorf WR, Gaab MR. Complications of endoscopic third ventriculostomy. J Neurosurg 2002; 96: 1032–1040

[9] Sacko O, Boetto S, Lauwers-Cances V, Dupuy M, Roux FE. Endoscopic third ventriculostomy: outcome analysis in 368 procedures. J Neurosurg Pediatr 2010; 5: 68–74

[10] Kehler U, Regelsberger J, Gliemroth J. The mechanism of fornix lesions in 3rd ventriculostomy. Minim Invasive Neurosurg 2003; 46: 202–204

[11] Buelens E, Wilms G, van Loon J, van Calenbergh F. The oculomotor nerve: anatomic relationship with the floor of the third ventricle. Childs Nerv Syst 2011; 27: 943–948

[12] Spennato P, Tazi S, Bekaert O, Cinalli G, Decq P. Endoscopic third ventriculostomy for idiopathic aqueductal stenosis. World Neurosurg 2013; 79 (Suppl): e13–e20

[13] Dusick JR, McArthur DL, Bergsneider M. Success and complication rates of endoscopic third ventriculostomy for adult hydrocephalus: a series of 108 patients. Surg Neurol 2008; 69: 5–15

[14] Fabiano AJ, Doyle K, Grand W. Delayed stoma failure in adult communicating hydrocephalus after initial successful treatment by endoscopic third ventriculostomy: case report. Neurosurgery 2010; 66: E1210–E1211, discussion E1211

[15] Mobbs RJ, Vonau M, Davies MA. Death after late failure of endoscopic third ventriculostomy: a potential solution. Neurosurgery 2003; 53: 384–385, discussion 385–386

[16] Gangemi M, Maiuri F, Naddeo M et al. Endoscopic third ventriculostomy in idiopathic normal pressure hydrocephalus: an Italian multicenter study. Neurosurgery 2008; 63: 62–67, discussion 67–69

[17] Hailong F, Guangfu H, Haibin T et al. Endoscopic third ventriculostomy in the management of communicating hydrocephalus: a preliminary study. J Neurosurg 2008; 109: 923–930

[18] Longatti PL, Fiorindi A, Martinuzzi A. Failure of endoscopic

third ventriculostomy in the treatment of idiopathic normal pressure hydrocephalus. Minim Invasive Neurosurg 2004; 47: 342–345

[19] Edwards R, Bunnage M, O'Brien D, Luciano M, Pople I. A prospective,randomised, controlled trial to evaluate the efficacy and safety of endoscopic choroid plexus coagulation with third ventriculostomy in the treatment of idiopathic normal pressure hydrocephalus [ISRCTN29863839] Cerebrospinal Fluid Res 2004; 1 (Suppl 1): S58

[20] Edwards R, Bunnage M, O'Brien D, Luciano M, Pople I. Results of a prospective, randomised, controlled trial to evaluate the efficacy and safety of endoscopic choroid plexus coagulation with third ventriculostomy in the treatment of idiopathic normal pressure hydrocephalus [ISRCTN29863839], presented at the IFNE Interim Meeting, Tokyo, Dec. 12–13, 2011. http://wah.kenkyuukai.jp/images/sys/information/20110209180757-F0F3F14F73D3A12D6DDE0FBFD6E8922601E082C6443314C34FBB740322D59038.pdf

第 13 章

量 表

Scales and Scores

Ullrich Meier

李储忠 译

正常压力脑积水（NPH）临床分类应该考虑特异性症状及疾病不同时期的差异，同时注意个体差异的情况。根据对患者影响程度的重要性评估个体症状，还应分别考虑疾病病理生理学、患者职业以及社会心理学方面因素的影响。疾病临床分级必须路线清晰，尽可能没有纳入和排除标准，易于在日常临床工作中使用。因此，我们应用三种不同的量表评估 NPH 患者不同时期的病情：Black 分流评估分级量表[1]、Kiefer 临床分级量表[2-4] 和 Krauss 等术后改善指数[5,6]，还有摘自文献的 Stein–Langfitt 量表。

一、Black 分流评估分级量表

Black 分流评估分级量表[1] 与分流术后临床改善评估不同，它不能指出临床无变化和临床症状恶化之间的差异，因此在比较不同病例组随访疗效差异时应考虑其不利影响。它的优点在于将患者分为 6 个亚组[1]，分别定义为非常好、好、部分缓解、短时改善、恶化和死亡。这种分类方法易于使用，没有纳入和排除标准。

Black 分流评估分级量表[1] 还适用于高压力脑积水患者。这种分组不太关注个体症状对临床病程的影响，主要考虑手术效果。根据我们的经验，Black 分流评估分级量表[1] 适用于比较脑积水患者病程的个体化差异[8,9]。除了不能指出临床症状无变化和恶化之间的差异外，Black 分流评估分级量表[1] 不考虑 NPH 患者的特定症状。因此，该表格仅适用于评估特发性 NPH（表 13–1）的个体病程[8]。

表 13–1　Black 分流评估分级量表[1]

分级	分流术后活动能力评估
非常好	达到发病前的活动能力，不受限制
好	达到发病前的活动能力，部分受限
部分缓解	改善，但不能工作
短时改善	短时改善
恶化	未改善或加重
死亡	术后 6 周内因手术死亡

二、术后改善指数

德国 Freiburg 的 Krauss 等[5] 对 1989 年至 1994 年经过选择的 50 例特发性 NPH 病例，观察分流术后临床疗效，指出术后改善指数能够判断术后疗效改善程度。该指数中，0 代表无或轻度改善，1 代表所有主要症状获得明显改善。该指数利用术后三联征变化的三点量表计算，取自实际临床症状改善的系数并依据最大可能改善的临床症状计算。对于那些有两种术后主要症状的患者，该指数可能在 0/4 和 4/4 之间，对于那些有三种主要症状的患者，指数可能在 0/6 和 6/6 之间[5,6]。科学地计算术后症状改善程度指数与 Kiefer 等临床分级接近[4,5]，后者除计算 NPH 主要症状外，还考虑头痛和眩晕的情况，同时还有一个清晰的根据不同个体症状严重程度的分级。因此，我们认为 Krauss 等[5] 提出的特发性 NPH 患者术后改善指数不适用于临床实际操作[8]。

三、Stein-Langfitt 量表

Stein-Langfitt 量表[7] 根据患者的术前和术后临床症状进行判断，尤其是患者的残留功能，该量表[7] 不考虑特发性 NPH 的特异性症状。因为绝大多数特发性 NPH 患者都在 1 或 2 级，所以与其他量表相比，该表缺乏进一步的分组能力。并且分级也存在一些问题，例如一个轻度步态不稳和尿失禁的患者分为 1 级和 2 级都可以。因此，Stein-Langfitt 量表[7] 只适用于部分特发性 NPH 患者的个体病程评估（表 13-2）[8]。

表 13-2　Stein-Langfitt 量表[7]

分级	临床情况
0	没有神经功能缺失；患者可以工作
1	轻度神经功能缺失；患者可以独自在家生活
2	有时候患者需要在家里被照顾
3	不管患者残留功能如何，都需要在家里被照顾
4	患者不能自理

表 13-3　NPH 临床分级[4]

分级	症状
	精神症状
0	无异常
1	健忘，注意力下降
4	淡漠或一定程度的定向障碍
6	定向障碍，高级皮质功能受损
	步态不稳
0	无异常或只有特定试验才可检测到的异常
2	双腿叉开，共济失调，某种步态不稳

分级	症状
4	行动困难：需要助动器
5	在人帮助的情况下能行走几步
6	不能行走
	尿失禁
0	没有尿失禁
1	急迫性尿失禁
3	间断性尿失禁（如晚间）
4	长期尿失禁
6	尿便失禁
	头痛
0	无头痛
1	间断或持续头痛但不影响生活质量
4	持续的严重头痛
	头晕
0	无头晕
1	在有压力的情况下间断头晕或自发性头晕
3	持续头晕

四、Kiefer 分级量表

Kiefer 等[4] 临床分级关注个体症状严重性，包括痴呆、步态不稳、尿失禁、头痛、头晕等症状（表 13-3），该分级包括头痛和头晕的评估，这类症状在 NPH 患者的早期常与 Hakim 三联征（痴呆、步态不稳和尿失禁）同步出现，因此 Kiefer 分级包含的临床信息更全面。同时，Hakim 三联征（6分）分级要高于继发症状如头痛和头晕（3或 4 分），因此，一个轻度步态不稳的患者可能评分为 0 分，而一个所有 5 个症状都很重的患者可能评为 25 分。根据我们的经验，

Kiefer 分级[4] 适用于个体患者对疾病病程的描述，按顺序应用个体症状分级（例如 M1-G2-I1-K1-S1），疾病病程可以进一步分级（6分）。因为该表格评估 5 个完全不同的症状（痴呆、步态不稳、尿失禁、头痛和头晕），应该考虑到个体差异，疾病病程的个体差异比较可以用 Meier 的方法计算治愈率[8-10]。

五、NPH 治愈率

应用 Kiefer 等[2,4]临床分级得到的结果，Meier[8,9]建议应用 NPH 治愈率来进行个体差异的比较：

$$NPH\ 治愈率 = \frac{NPH\ 术后分级 - NPH\ 术前分级}{NPH\ Kiefer\ 术前分级} \times 10 \qquad (22)$$

结论

Kiefer 等临床分级[4] 是基于临床实践的评估特发性 NPH 患者个体病程的量表，Meier[8] 提出的 NPH 治愈率可以用于个体间的差异比较。

六、共患病指数

与其他的医学专业领域疾病一样，对本专业领域疾病进行跨学科综合诊治是很必要的，原因有二：(1) 有些症状可能追溯到其他疾病引起，且经过特异性治疗并不能缓解，应当予以排除。(2) 疾病的病程可能受到继发性疾病的影响，通过特异性治疗并不能得到改善，这应当被注意到。这两个方面都不适宜行外科手术治疗。

特发性 NPH 患者通常是老年人，往往有众多合并症，伴发疾病会影响这些患者的

NPH 治愈率与 Black 分流评估分级量表具有良好的相关性[1]。我们的经验认为 NPH 治愈率适用于比较不同分组间的组间差异（表13-4）[8]。

表13-4　Black 分流评估分级量表和 NPH 治愈率[8] 比较

Black 分流评估分级量表	描述	NPH 治愈率
非常好	恢复至发病前状态	≥ 7.5
好	轻度受限	≥ 5
一般	缓慢改善	≥ 3
一过性	临时性改善	≥ 2
差	无变化或变差	< 2

生活质量。因此，能否使用共患病指数进行分流手术后预后预测应全面考虑，或者共患病是否具有预测价值也值得商榷。

Kiefer 等[2] 引入了一种方式依据共患病对 NPH 的临床意义对其进行评估。根据伴发疾病的表现，共患病指数计算为 0 分到 23 分（表13-5）。

表13-5　共患病指数[2]

危险因素	1分	2分	3分
血管	高血压，主动脉-股动脉搭桥或支架植入	糖尿病，外周血管闭塞	
脑血管	后循环供血不足，颈内动脉狭窄	脑血管病，一过性脑缺血发作，可逆性缺血性神经功能障碍	脑梗死

（续表）

危险因素	1分	2分	3分
心脏	心律失常，心瓣膜病，心衰，冠状动脉支架植入或搭桥，心肌梗死		
其他			帕金森病

多篇文献报道 NPH 患者共患病的比例平均为 43%[11-15]，脑缺血的比例可达 45%[11]。最常见的共患病为伴有脑卒中的脑血管病，高达 78%（与所有共患病相比），帕金森病或帕金森综合征约为 10%，未经确诊或临床可疑的阿尔茨海默病也约为 10%[15]。为了将特发性 NPH 与其他痴呆症状相区别，Golomb 等[12] 和 Savolainen 等[13] 进行了 NPH 与阿尔茨海默病共患病的研究。运动障碍也是一种重要的共患病，在我们的研究组中，8% 的患者患有帕金森病[9, 10]。如果想排除复杂脑血管病，需行侵入性检查进行确诊[14]。

共患病的诊断非常重要，因为它是治疗的一个危险因素。Kiefer 等[2] 于 2006 年提出共患病指数用于 NPH，并对其进行了系统评估，对于共患病情况，共患病指数根据经验设置基线，从预后良好到预后非常好设置分数。预后结果与共患病指数之间的非直接联系已经被详细阐明[10]，共患病指数为 0 或 1 分的患者，67% 预后非常好，共患病指数为 6~8 分的患者，45% 预后不佳。Kiefer 等[2] 认为 3 分是预后良好和预后不佳的分界点，其他文献也认为该分数是预后情况的分界点[2, 10]。共患病指数在 3 分以下的患者有 80% 预后良好或预后非常好，超过 3 分的患者只有 32%（10/31）。

对于特发性 NPH 患者来说，共患病是一个有统计学意义的分流手术预后预测因素（敏感性 80%，特异性 68%）。对于共患病指数超过 3 分的患者，分流手术指征要从严把握，对于超过 6 分的患者，外科治疗很少有效。

参考文献

[1] Black PM. Idiopathic normal pressure hydrocephalus. Results of shunting in 62 patients. J Neurosurg 1980; 52: 371–377

[2] Kiefer M, Eymann R, Steudel WI. Outcome predictors for normal pressure hydrocephalus. Acta Neurochir Suppl (Wien) 2006; 96:364–367

[3] Kiefer M, Eymann R, Meier U. Five years experience with gravitational shunts in chronic hydrocephalus of adults. Acta Neurochir (Wien) 2002; 144: 755–767, discussion 767

[4] Kiefer M, Eymann R, Komenda Y, Steudel WI. Ein Graduierungssystem für den chronischen Hydrozephalus. Zentralbl Neurochir 2003; 64: 109–115

[5] Krauss JK, Droste DW, Mergner T. Der idiopathische Normal druck hydrozephalus. Dtsch Arztebl 1997; 94: A-589–A-595

[6] Krauss JK, Regel JP, Vach Wet al. White matter lesions in patients with idiopathic normal pressure hydrocephalus and in an age-matched control group: a comparative study. Neurosurgery 1997; 40: 491–495, discussion 495–496

[7] Stein SC, Langfitt TW. Normal pressure hydrocephalus. Predicting the results of cerebrospinal fluid shunting. J Neurosurg 1974; 41:463–470

[8] Meier U. The grading of normal pressure hydrocephalus. Biomed Tech (Berl) 2002; 47: 54–58

[9] Meier U, Kiefer M, Sprung C. Normal pressure hydrocephalus: pathology, pathophysiology, diagnostics, therapeutics and clinical course. Erwitte: PVV Science Publications; 2003

[10] Meier U, Lemcke J. The influence of co-morbidity on the

postoperative outcome of patients with idiopathic normal pressure hydrocephalus (iNPH). Acta Neurochir Suppl 2008; 102: 141–144

[11] Boon AJ, Tans JT, Delwel EJ et al. Dutch normal pressure hydrocephalus study: the role of cerebrovascular disease. J Neurosurg 1999; 90: 221–226

[12] Golomb J, Wisoff J, Miller DC et al. Alzheimer's disease comorbidity in normal pressure hydrocephalus: prevalence and shunt response. J Neurol Neurosurg Psychiatry 2000; 68: 778–781

[13] Savolainen S, Paljärvi L, Vapalahti M. Prevalence of Alzheimer's disease in patients investigated for presumed normal pressure hydrocephalus: a clinical and neuropathological study. Acta Neurochir (Wien) 1999; 141: 849–853

[14] Tullberg M, Mansson JE, Fredman P et al. CSF sulfatide distinguishes between NPH and subcortical ateriosclerotic encephalopathy. J Neurol Neurosurg Psychiatry 2000; 69: 74–81

[15] Tullberg M, Månsson JE, Fredman P et al. CSF sulfatide distinguishes between normal pressure hydrocephalus and subcortical arteriosclerotic encephalopathy. J Neurol Neurosurg Psychiatry 2000; 69: 74–81

第 14 章

特发性正常压力
脑积水的随访管理

Follow-up Management of Idiopathic Normal Pressure Hydrocephalus

Ullrich Meier
张 伟 译

组织随访检查

随访间隔

何时结束随访

特发性正常压力脑积水（NPH）患者术后，大多数会出现运动、定向、自我认知能力受损，因而这些患者构成了一些特殊的人群。对于这些患者，临床医师应当在随访中注意解决以下问题。

一、组织随访检查

特发性 NPH 是一种终身性疾病，分流管置入可以持续性减轻患者的症状，而因其病因不明，并不能彻底治愈此疾病。因此，分流手术只是特发性 NPH 患者管理的第一步，而不是彻底治愈的第一步。

这种管理应当持续到患者整个疾病病程之中，分流术后患者需要接受终身随访。随访前应当取得患者的知情同意，并根据患者病情变化及时增加、调整随访项目。

二、随访间隔

大多数作者推荐随访检查应当分别在接受分流手术后的第 1 个或第 3 个月、第 6 个月和第 12 个月进行。我们认为在术后第一年内应当进行三次随访检查[1, 2]。

（一）术后第 1 个或第 3 个月

第一次随访检查应当在引流管植入后尽早进行，如术后第 1 个或第 3 个月。此次随访检查的目的是发现与手术相关的并发症，比如：

- 伤口不愈合。
- 无需治疗的轻度分流过度并发症。
- 腹腔端套管脱落。
- 引流不充分并发症。
- 其他并发症。

术中脑脊液的丢失可以在术后 3 个月后代偿，此时分流手术是否有效的征象会明显表现出来。进行 CT 检查可以监测脑室大小和分流过度征象的显著变化。在这 3 个月的随访期间，可以根据计划对分流阀装置进行调整，比如代偿术中脑脊液的丢失或者让大脑逐步适应分流管。

我们通常在术后 3 个月时将分流阀压力设置由最初的 70 mmH$_2$O 调整为 50 mmH$_2$O。

（二）术后第 6 个月

无论最初选择的初始压力对于患者是否合适，术后第 6 个月都应当进行常规随访。

当分流阀设置压力过高（比如，≥ 100 mmH$_2$O），如果不调整初始压力，患者在之后的病程中症状往往不会得到改善。

此时需要再行 CT 检查以明确引流过度或不充分的并发症。每次随访检查需要记录 Evans 指数。临床症状改变是考虑调整分流阀压力的首要因素，仅有 Evans 指数改变而无相应临床症状变化时，不需要调整分流阀压力。

我们通常会在术后 6 个月时评估压力调整为 30 mmH$_2$O 能否改善患者症状，特别是术后第 3 个月经压力调整后症状改善而数周后又消失的患者。

（三）术后第 12 个月

最后一次常规 CT 检查在术后第 12 个月进行，应根据患者的临床症状决定随后是否还需要进行 CT 检查。如果之后患者的临床症状没有明显改变，随访检查可以仅限于临床检查。

与术后第 6 个月随访检查相似，如果患者在第 6 个月分流阀压力调整后症状改善进而又恶化，则需要再次调整压力（比如调整

为 $10 \, mmH_2O$；表 14–1）。

三、何时结束随访

我们建议每年对患者进行常规随访。但如果患者不出现新的症状，则不需要进行 CT 检查。我们认为，没有理由在任何时期对患者终止随访检查。

表 14-1　特发性 NPH 患者的随访流程

干预措施	随访时间			
	术后 1 或 3 个月	6 个月	12 个月	12 个月以上
分流阀压力设置	从 $70 \, mmH_2O$ 调整为 $50 \, mmH_2O$	从 $50 \, mmH_2O$ 调整为 $30 \, mmH_2O$（症状完全缓解则不需要调整）	当症状持续存在时，从 $30 \, mmH_2O$ 调整为 $10 \, mmH_2O$	根据需要调整
CT 检查	需要	需要	需要	不需要

参考文献

[1] Meier U,Lemcke J,Al-Zain F.Clinical experience in the treatment of idiopathic normal pressure hydrocephalus using the programmable gravity-assisted valve (proGAV Aesculap®). Neurosurg Q 2007; 17:52–55

[2] Lemcke J,Meier U.Improved outcome in shunted iNPH with a combination of a Codman Hakim programmable valve and an Aesculap-Miethke ShuntAssistant.Cent Eur Neurosurg 2010; 71:113–116

第 15 章

并发症

Complications

Michael J. Fritsch, Uwe Kehler, Johannes Lemcke, Ullrich Meier

张　伟译

术中并发症

感染

术后并发症

分流功能障碍：分流管调整

一、术中并发症

正常压力脑积水（NPH）标准的外科治疗是脑室腹腔分流术。术中最常见的并发症是导管置入位置不佳。早期文献报道[1]根据置管位置的不同，脑室导管位置异常的发生率高达12%。最常见的脑室导管置入异常发生于颞顶叶，中央区及枕叶次之，额叶最为少见。额叶置管位置不佳导致的神经功能损伤也最少见[1]。

根据定义，只有原发性导管置入位置错误才能称为术中并发症，诸如因术后证实的因导管回缩或患者身体增长导致的导管移位则不能包括在内。

基于先前研究，自冠状缝前钻孔向额角置管是标准的置入方法。

皮下隧道内导管位置异常可以导致导管扭曲、破裂、脱落从而引起脑脊液循环阻塞。造成的原因可以是术中位置放置不当，也可能由患者运动或者身体增长造成。腹腔内导管放置错误会导致导管位于腹膜外、皮下脑脊液聚集以及分流功能不全等并发症。因腹腔导管放置错位导致的内脏器官、腹股沟、脐部穿孔就如术中损伤血管及小肠一样非常少见[1]。

无法进行腹腔内引流的患者需要行脑室心房分流术。导管置入长度过长或者过短是常见的置管不当。这是由于外科技术不佳造成的。标准的置管方法是在术中X线片定位辅助下将脑室导管置入心房而防止导管接触三尖瓣。此种情况下，常见的并发症是颈部动静脉损伤、出血，颌下腺、副神经、迷走神经损伤。因操作不慎造成导管误入胸腔而引起胸腔积液少见[1]。

然而，除了因自冠状缝前钻孔向额角置入脑室管位置不当造成的并发症外，尚有其他的并发症。无论手动穿刺还是应用压力负荷减少性穿刺方法，都可能会引起颅内出血。最常见的颅内出血是侧脑室穿刺部位的脑内血肿。Marmarou等[2]报道分流管置入引起颅内出血的发生率为3%。我们认为这类并发症出现的概率为1%~2%。引起这类颅内出血的原因可能是先天性的（如Waldenström病），也可以是获得性凝血功能异常（比如酒精滥用、服用抗凝血药物）。其他少见的颅内出血包括硬脑膜下出血、硬脑膜外出血。与儿童不同，成年人很少发生帽状腱膜下出血。因脉络丛出血造成的脑室内出血仅见于分流导管与脉络丛组织粘连需要调整导管位置而用力过大时。同时，建议除了有感染风险外，不要移动脑室内导管位置。

导管置入过程中脑组织碎屑是否会造成导管堵塞，已经有人对此进行了科学研究。在一个多中心、前瞻性、随机对照研究中，研究者试图证明应用"剥脱鞘"导管可以减少此种原发性脑室导管阻塞的发生率[3]。然而，应用"剥脱鞘"的不接触脑室置管并没有产生具有统计学意义的结果，应用此类技术并没有明显的改善效果[3]。

Meier等[4, 5]报道了128例分流手术病例，原发性导管置入不当占3.1%。其中，原发性脑室导管置入不当有 2 例（1.6%），同样，有 2 例患者出现腹腔导管置入位置不佳（1.6%）。Sprung 等[6] 报道了 144 例病例，分流管置管不当发生率为 6.9%，其中有 8 例（5.6%）脑室导管位置不当，2 例腹腔导管位置不当[6]。鉴于少见及罕见的并发症仅见于个案报道，这些类型并发症的发生率并没有相关统计结果（表 15-1）[4-6]。

表 15-1　术中并发症的发生率

术中并发症	发生率 (%)
导管移位	3~7
• 脑室导管	1~6
• 皮下导管	0~1
• 腹腔导管	1~3
颅内出血（颅内血肿）	0~3
肠道损伤	罕见
导管置入脑室系统失败，置入颅内囊肿静脉或置入增生腹膜	罕见
腹腔大血管损伤	非常罕见
术中急性肺栓塞	非常罕见
胸腔积液	非常罕见

为了最大限度减少术中并发症，在操作过程中应遵循基本的操作规范。然而，即使这样也不能完全避免导管置入位置不当。一些神经外科医师[7, 8]认为应用导航技术以及机械穿刺，在腹腔内置管时应用特殊的套管以及腹腔镜辅助置管技术，可以减少置管位置不当的发生率。然而，应用以上技术仅能够减少置管位置不当的并发症，并不能彻底避免该类并发症的发生。

很多作者都认为应用 CT 和 MRI 及时调整导管位置不当应当作为一个标准。腹部导管应当在 X 线片下进行调整。当发生导管位置不当时，应当在患者一般状况良好的情况下尽早调整导管的位置。原因在于位置不当的导管会导致引流管堵塞，分流阀功能不全以及引流不充分而引起患者疾病发生进展。对于颅内出血的患者，如果患者没有颅内压增高的临床征象，应当积极寻求保守治疗。同时，应当积极观察出血的吸收状况，及时调整分流阀及保证引流管的功能完好，防止血凝块阻塞分流管。当发生分流功能不全时应当更换整套引流装置。所有出血引起占位效应患者出现颅内压增高并引起相应临床症状急剧改变者，应按照急症进行外科处理。在罕见肠道损伤及血管损伤情况下应尽快向胃肠外科医师进行咨询处理。这些患者的预后取决于对相应并发症的认识及专科处理。当出现胃肠道或者腹部血管损伤时应积极处理，同时考虑暂时不在腹部置管，应当等患者恢复后再行置管或者考虑心房置管。对于多次行导管位置调整的患者，再次调整位置可能非常困难。对于此类患者，由于患者腹腔粘连严重、腹腔及颅内形成囊肿，可以考虑使用不常用引流部位（比如胸腔、膀胱）。相关专业指南[2, 8]并不建议使用这类少见的分流位置。

二、感染

"哎，这样想的是，直到经历改变你的心态。"（摘自 Christopher Marlowe *Doctor Faustus Mephastophilis*，约 1592 年）。

关于特发性 NPH 患者分流术后感染的文献报道很少。鉴于行分流手术的患者大多数是儿童，这些患者在流行病学参数上与成人相比具有明显差异，因此，获得一个基于循证医学的特发性 NPH 指南非常困难。然而，现有文献经过整合及仔细研究后，有助于理解分流管菌落形成的微生物学机制。

（一）何为分流感染

我们将分流相关感染分为三类：分流管菌落形成，分流相关脑脊液感染或脑膜炎，以及分流相关腹膜炎或腹腔脓肿。

（二）分流管菌落形成

1. 生物膜的形成

脑室腹腔分流管的菌落形成机制，同样遵循在 20 世纪 80 年代发现的植入性生物材料菌落形成规律[10]。为了理解分流管感染，我们需要了解这些机制。

当诸如硅胶导管或者由硅胶导管制作成的分流阀置入体内时，它就形成了容易形成菌落的界面[11]。置入物周围的组织损伤以及其附近缺少宿主防御反应，为微生物集落生成提供了理想的条件。最初的由细胞特性、液体基质、材料表面决定的贴附是可

逆的、非特异性的。目前，我们尚不清楚到底是宿主细胞还是细菌菌体引起此类贴附[12, 13]。发生贴附的时间窗被称为"贴附表面的竞赛"，一旦细菌细胞贴附在表面就会发生一系列的化学反应加速并支持这些过程。在这一过程中，非特异性的细菌菌毛作用引起细菌覆盖于植入生物体内的生物材料表面，这一过程与细菌在糖蛋白培养基生长过程相似。这时就会在高蛋白、阴离子为主的基质上形成一个微生物集落和单细胞层的生物膜[14]。

这层生物膜会形成黏液从而使微生物完成物质交换，同时黏液会作为屏障阻止宿主的防御反应（图 15-1）[15]。

2. 生物膜形成的临床应用

特发性 NPH 患者分流术后避免分流管菌落形成的原则可以从以下几点知识获得。

引起分流管菌落形成的细菌大多来自皮肤菌群。分流管周围感染细菌的聚集主要来自以下几方面：①分流前或分流中皮肤与

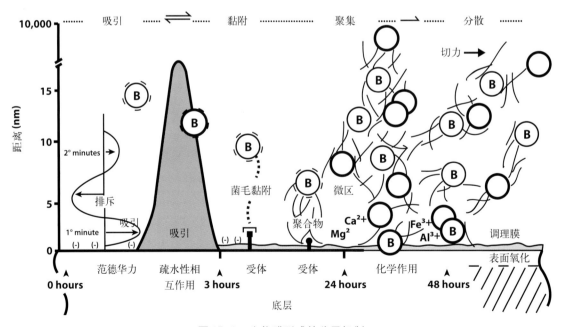

图 15-1　生物膜形成的分子机制

分流管的直接接触。②操作过程中自伤口位置皮肤菌群移入[16]。前者可以通过皮肤保护膜预防，后者则可以通过尽量增加手术速度，使用一些外科技巧减少组织损伤，应用"不伤害原则"[17]（比如尽量晚拆除分流装置包装）来避免。与之相似的技术已经在脑室外引流章节中介绍[18]。

在手术后最初的几个小时时间窗内，尚不清楚是组织细胞还是细菌会赢得贴附表面，因此我们可以预防性应用抗生素[19, 20]。

（三）分流相关脑脊液感染或脑膜炎

行脑室腹腔分流手术的患者与未行该手术的患者相似，感染脑膜炎的途径多种多样。由于感染能通过人工途径播散，分流管置入可以认为是继发性并发症的潜在原因。

另一方面，因为感染可以通过分流管播散至脑脊液，脑脊液感染或者脑膜炎也可以认为是分流患者的继发性并发症。

脑脊液感染的临床症状可以是轻度或者脑膜炎体征，比如轻度颈项强直、体温轻度升高、嗜睡，脑脊液中 C 反应蛋白、乳酸和蛋白轻度升高。脑脊液微生物检查可以证实微生物存在，或者由于继发性污染检测不出微生物。

由于年龄，特发性 NPH 患者的免疫系统并不会产生强烈的反应，临床上常常忽略这类分流相关的脑脊液感染。一旦患者具有明确的临床症状，往往提示感染比较严重。

（四）分流相关腹膜炎或腹腔脓肿

应当特别关注脑室腹腔分流手术患者的腹部症状和体征。患者可以表现为腹痛、腹胀、排尿困难、便秘、头痛、发热等。分流相关腹部感染可以在分流术后数月或者数年出现。分流相关的腹部假性囊肿、脓肿或者

腹膜炎，可以通过腹部超声或 CT 加以诊断。如果患者外周血白细胞增高，而无脑脊液细胞增高以及脑膜炎的症状、体征，也可以尝试夹闭分流管，然后全身应用抗生素治疗。

Kariyattil 等[21] 报道分流相关腹部感染还可以表现为腹水，而腹部假性囊肿则更容易表现为分流功能不全。

分流相关腹腔脓肿可以数月或数年后才发生。典型的临床表现为腹痛、发热伴有白细胞计数增高。腹部超声或 CT 可以发现肿物为边界清楚、分叶状液性区域。耐甲氧西林的金黄色葡萄球菌、变形杆菌、表皮样葡萄球菌是常见引起分流相关腹腔脓肿的致病菌[22]。外科干预是治疗腹腔脓肿的必要手段，在感染控制前应当移除或外置分流管。

（五）特发性 NPH 患者分流感染的流行病学

分流相关感染的发病率及微生物的检出率，在很大程度上取决于研究方法[23-26]。当研究对象不是分流感染时，大多数研究者并不会描述可疑分流感染患者的感染途径。事实上，许多研究并不会报道感染的发病率。

1. 分流感染的发病率

研究分流感染的经验法则是：研究者越是谨慎认真、随访时间越长，分流感染的发病率越高。反之，关于特发性 NPH 的诊断标准越严格，分流感染的发病率越低。

回顾近 20 年来关于特发性 NPH 分流感染的相关文献，2 年内随访观察分流感染的发病率约为 3%~6%；5 年以上的长期随访观察，分流感染的发病率约为 10%。然而，我们认为脑室腹腔分流术后腹膜炎和脑膜炎的发生相互独立，这些感染的发生率毫无疑问出现在分流相关感染的长期随访报道中（表 15-2、15-3）。

表 15-2　关于特发性 NPH 患者的前瞻性研究

研究者	年份	病例数	随访时间	感染率 (%)
Mirzayan 等[80]	2010	34[a]	80.9 ± 51.6 个月	8[a]
Meier 等[81]	2008	148	12 个月	3
McGirt 等[82]	2008	132	18 ± 13 个月	12
Kahlon 等[83]	2007	27[b]	5.5 ± 1.4 年	3[b]
Marmarou 等[84]	2005	102[c]	12 个月	3
Sorteberg 等[85]	2004	17	9 (5~15) 个月	6
Boon 等[86]	1998	96	12 个月	3
Larsson 等[30]	1991	74	2.1 年	19
Greenberg 等[35]	1977	45[d]	16.7 (3~29) 个月	7

a：51 例治疗患者中，34 例经过长期随访；术后感染率根据总病例数进行计算（4/51）。

b：75 例治疗患者中，27 例经过长期随访；术后感染率根据总病例数 75 例进行计算（1 例分流管感染，1 例切口感染）。

c：151 例患者中 102 例接受分流手术。

d：73 例患者中，45 例患者经过了 12 个月以上的随访。

表 15-3　关于特发性 NPH 患者的回顾性研究

研究者	年份	病例数	随访时间	感染率 (%)
Eide and Sorteberg[87]	2010	130	2 (0.3~6) 年	9
Pujari 等[88]	2008	55	5.9 ± 2.5 年	10
Zemack and Romner[89]	2002	147	26.7 个月	6.4[a]
Lund-Johanson 等[40]	1994	95	1~9 年 [b]	8.4

a：218 例患者中包括了 71 例继发性 NPH 患者。

b：未给出平均随访时间。

2. 腰大池腹腔分流术 / 脑室心房分流术

Chang 等[27] 报道了 32 例 NPH 患者行腰大池腹腔分流术，结果有 1 例患者（3%）在术后 4 个月出现分流感染。

目前，关于特发性 NPH 患者行脑室心房分流术感染率的报道很少。Bret 等[28] 通过对 129 例患者长达 16.7 个月的随访研究发现，因分流术后感染需要再次手术的病例占 5%，其中包括 14 例脑室心房分流手术病例。

3. 致病菌

大多数情况下，导致分流感染的致病菌来自皮肤菌群[29]。

Larsson 等报道 NPH 患者出现术后感染症状，其脑脊液培养结果中表皮葡萄球菌占 68%，痤疮丙酸杆菌占 12%，阴性结果占 18%[30]。Fan-Harvard 认为引起中枢神经系统分流感染的致病菌主要是凝固酶阴性的葡萄球菌，其中表皮葡萄球菌约占 50%~70%，其次是金黄色葡萄球菌[30]。Walters 等[31]通过研究 200 例儿童脑室腹腔分流术后感染病例发现，革兰氏阳性球菌中，表皮葡萄球菌占 47%，金黄色葡萄球菌为 27%，粪链球菌占 10%，混合感染占 13%；革兰氏阴性球菌中，大肠埃希菌占 19%，肺炎克雷伯杆菌占 19%，假单胞杆菌占 9%，混合感染占 4%。Bayston 等[32]报道正常皮肤菌群痤疮丙酸杆菌造成的感染占 14%。Livni 等[33]从感染的分流管上成功分离出表皮葡萄球菌和金黄色葡萄球菌。Sandoe 和 Longshaw[34]证实路邓葡萄球菌也可以引起分流管感染。

（六）患者是否发生分流相关感染

1. 分流相关感染的临床诊断

分流相关感染可以引起明显的临床症状，这时诊断往往比较明确。发热并伴有分流管走形区域的红肿是最直接的临床表现。

然而，绝大多数患者的临床表现并不会如此典型，或者临床症状比较轻微，这样就需要临床医师仔细甄别。

2. 我们能从分流感染发生的时间了解到什么？

根据我们的经验，自手术到感染发生的时间间隔从几天到 2 个月不等。

术后 2 个月以上发生的分流感染，往往是由手术之外的原因造成。这种情况下，我们可以从以下三个方面寻找原因：

（1）机械性原因（比如分流阀的持续压迫所导致的分流管或分流阀外露）。

（2）其他医疗穿刺操作所造成的原发性感染。

（3）患者免疫功能改变所导致的手术期间获得性分流管感染。

目前尚无关于不同类型分流相关感染鉴别研究的文献报道。而关于手术和分流感染时间间隔的报道也存在较大差异，比如 1~30 周[30]或者 1~14 个月[35]。这些研究数据也提示可能发生不同的感染类型。

有一种特殊类型的迟发型分流感染，这种感染是由于分流装置中硅树脂材料长期使用后发生矿化和生物降解所导致的。这些情况在儿童患者中比较常见，而在成人特发性 NPH 患者却多不严重[36]。

3. 临床查体

对于怀疑分流相关感染的患者，除了进行常规神经系统检查以外，还需要对分流管走形途径进行触诊。应特别注意患者术后是否有伤口裂开、缝线残留、分流管外漏、分流管走行位置红肿等。

神经系统检查应侧重于脑膜炎症状的检查，同时应当重点检查分流功能障碍的症状，特别是由于腹腔囊肿及感染性结石梗阻造成的分流不充分。

4. 临床辅助检查

如果获得以下几种样本可以进行临床辅助检查：血清样本、脑脊液样本、部分分流管（比如分流管尖）。获得分流管样本需要将分流管取出。

关于特发性 NPH 患者分流术后感染时血清中 C- 反应蛋白和白细胞的变化情况，目前尚无研究报道，但对其他分流术后患者已有相关报道。Schuhmann 等[37]发现检测患者血清中 C- 反应蛋白水平可以显著提高分流感染的诊断准确率。

脑脊液标本可以通过储液囊穿刺或者腰椎穿刺获得。从储液囊中获得脑脊液的优势在于储液囊脑脊液的流通量较大，在感染发生时乳酸、蛋白质、白细胞含量变化较快。与腰椎穿刺获得的脑脊液相比，储液囊内上述指标在感染发生时变化更早。从这个部位获得脑脊液的缺点在于穿刺可能造成感染。

每次获取脑脊液时，均需要对分流装置材料行微生物检查。

因为对分流管标本的检查需要外科医师将之取出，因此这种检查不推荐作为常规检查。一部分作者可能通过分流管检查导致"过度诊断"。Bayston 等[38, 39]报道在患者无临床症状时，引流管细菌培养可能出现阳性。Walters 等[31]通过对临床症状与脑脊液或分流装置微生物检查结果的比较研究发现，只有当患者出现脑膜炎症状时上述检查结果才比较一致。对于只有发热或腹部症状者，脑脊液培养的敏感性不如分流管培养检查。

（七）如何避免特发性 NPH 患者分流感染

分流感染一直以来都是困扰外科医师并危害患者生命安全的主要原因，因此，特发性 NPH 患者治疗过程中避免分流感染应当放在首位。

我们认为应该从外科医师、患者和材料三个方面预防感染的发生。

1. 外科医师因素

Lund-Johansen 等[40]发现由住院医师操作的分流手术感染率较高，而分流管类型（Orbis-Sigma, Holter, Hakim）及围手术期应用抗生素与并发症或手术失败的发生率无关。如果让有经验的医师进行分流手术或许可行，我们应当进一步评估"外科医师"这一因素的作用。

与外科医师相关的危险因素包括手术时间、皮下血肿、分流管材质、皮下缝线长短等。由于外科医师造成引流管感染的概率很低，Bayston 等证实由于分流管污染造成的感染大多发生在术前[41-45]。另一个与手术医师相关的危险因素是分流装置选择不当，需

要再次手术调整引流管从而导致的感染。

2. 患者因素

我们发现特发性 NPH 患者的分流感染率与糖尿病、褥疮、肥胖、C- 反应蛋白升高、白细胞升高等患者因素相关。因为前两者短期内不能治愈，对于此类患者应由有经验的医师手术以减少感染的风险。

如果患者之前存在感染，伴有 C- 反应蛋白或者白细胞升高，或者患有其他感染性疾病，应该推迟手术至少 4 周。

Bayston 等[46, 47]发现患者脑脊液蛋白成分增高并不增加分流感染的风险。Brydon 推测出血性高蛋白患者发生脑脊液感染的风险较高，究其原因是此类患者皮肤菌群可能含有更多的致病微生物[46, 47]。

3. 材料因素

能够预防特发性 NPH 患者术后分流感染的植入材料可以分为以下两类。

第一类分流装置可以进行除感染以外其他并发症导致的分流管调整。可调控分流阀能够避免分流过度或分流不全造成的二次手术调整，从而减少感染并发症。脑脊液储液囊能够让医师方便确定分流感染而避免将分流管取出。因此，我们推荐特发性 NPH 患者选用带有储液囊的可调压分流装置。

第二类包括含有抗菌或者抑菌效果的分流管材料。有两种类型的分流系统，一种是向硅树脂内注入抗生素，另一种是向其内注入银纳米粒子。

（1）BACTISEAL：BACTISEAL（Codman, Johnson&Johnson, Raynham, Massachusetts, United States）是第一种该类型的装置。BACTISEAL 是将硅树胶材料在克林霉素和利福平中浸泡，这种材料的有效性在体内外实验中均得到证实[14-54]。实验表明抗菌药浸泡过的硅树胶导管即使在含有血浆蛋

白的基质中，当其暴露在表皮葡萄球菌环境下，仍能够在 48~52 小时内杀死细菌[43]。而 BACTISEAL 导管是否会增加癫痫风险并没有在相关研究中得到证实[55]。

（2）SILVERLINE：根据文献报道，SILVERLINE（Spiegelberg，Hamburg，Germany）导管在体外实验中的效果目前还存在争议。Bayston 等[52] 报道 SILVERLINE 导管在体外实验中并不能杀灭高浓度的污染细菌，而另外一些研究发现体外实验中仅存在低浓度细菌菌落形成[50]。

然而，有证据显示 SILVERLINE 导管在临床实践中有效。Lackner 等[56] 发现应用该导管的患者发生导管相关脑室炎的概率显著降低。Izci 等[57] 对 7 例脑脊液培养阳性的患者应用 SILVERLINE 导管行侧脑室腹腔分流，术后 14 个月随访发现患者脑脊液培养转为阴性。我们的研究同样证实，应用 SILVERLINE 脑室外引流装置对预防导管相关性脑脊液感染有效[58]。尽管应用这种导管会引起硫化银组织沉积及脑脊液中出现银离子，目前并没有证据证实这些物质对机体有毒害作用[59, 60]。

（八）如何治疗分流相关感染

分流相关感染的治疗取决于其感染类型。正如我们在上文所介绍的一样，分流相关感染分为三类：分流管菌落形成、分流相关脑膜炎及分流相关腹膜炎。

1. 分流管菌落形成的治疗

分流管菌落形成起源于分流管材料被皮肤菌群污染，细菌在与组织细胞的"黏附表面竞争"中取得胜利，从而形成生物膜。分流管菌落形成可以是原发性（在分流管植入术中）或者继发性（在特定情况下发生，如皮肤缺损导致分流管外露）。在这两种情况

下，细菌都取得了"黏附表面竞赛"的胜利。因此，任何被细菌污染的分流管都应该及时取出。如果在术后 2 个月内发生分流相关感染，我们可以认为存在分流管菌落形成。如果在分流管或者分流阀外露情况下发生分流相关感染，我们也认为存在分流管菌落形成，此时不必考虑分流术后多长时间。尽管有文献报道分流管外露后仍可以保存很长时间（如 15 个月），然而只要发生分流管菌落形成，或迟或早必然发生脑脊液感染[61]。

黏附介导的感染可以对抗生素和宿主免疫防御产生抵抗，这种抵抗可一直持续到生物材料或异物被移除之后[11, 62]。在 20 世纪 80 年代，James 等[63] 进行了一项随机研究，将分流管感染的患者分为三组，每组采用不同的治疗方案。A 组予以分流管移除，静脉应用抗生素并行脑室外引流给予抗生素；B 组立即移除并更换引流管，并通过引流管给予抗生素；C 组不移除或更换分流管，仅单纯静脉应用抗生素。结果显示 A 组全部患者和 B 组 90% 的患者成功治愈，而 C 组患者仅有 3 例对治疗有效。Walters 等通过 200 例患者的回顾性分析，也证实了上述这些结果[64]。

因此，我们推荐当充分理由怀疑有分流管菌落形成时，即使没有脑脊液感染、脑膜炎或其他一般感染症状，也应及时移除引流管。如果特发性 NPH 患者发生分流管菌落形成，但是没有脑脊液感染的症状，且能够耐受无分流管 3 个月，则不需要行脑室外引流，此时患者应静脉应用抗生素预防感染扩散到脑脊液。至于感染本身，去除引流管可以减少宿主机体细菌量，抗生素在一定程度能够起到预防性作用。有文献推荐应用广谱抗生素（如利奈唑胺）[65]，而我们认为二代头孢类抗生素可以较好地进入脑脊液，对于

大多数患者有效。我们推荐在移除分流管后继续应用抗生素 7~10 天。在移除分流管后 3 个月时可再行分流管置入手术，此时通常选择对侧脑室置入分流管。

如果患者移除分流管后仍需要持续性脑脊液引流，我们推荐在分流管同侧行脑室外引流（SILVERLINE 或 BACTISEAL），同时静脉应用抗生素。没有脑膜炎症状的患者，不必行鞘内注射抗生素。全身应用抗生素 7~10 天，停药 3 天后行脑脊液检查，脑脊液检查如果证实没有细菌，同时患者 C-反应蛋白和白细胞正常，且没有全身感染症状，可以在对侧重新行脑室腹腔分流术（SILVERLINE 或 BACTISEAL）。应当强调，在特发性 NPH 患者中需要这种处理的比较少见。

2. 分流术后脑膜炎的治疗

特发性 NPH 患者行脑室腹腔分流术后发生脑膜炎的比较少见。在此种情况下，应当移除引流管，并在对侧行脑室外引流（SILVERLINE 或 BACTISEAL）。应及时行脑脊液细菌学检查，一旦确定细菌感染，及时全身应用及鞘内注射应用抗生素。我们的经验是，鞘内注射万古霉素（5 mg；2 次），而此种用法尚未得到临床实验有效性验证。鞘内注射抗生素后，取脑脊液进行细菌学检查。如果脑脊液检查无细菌，血清学指标（C-反应蛋白、白细胞）正常，提示没有全身感染，此时应当移除脑室外引流管。3 个月后在分流管对侧再次置入分流管（SILVERLINE 或 BACTISEAL）。

特发性 NPH 患者行脑室腹腔分流术后发生脑室导管周围脑脓肿的非常罕见。我们尚无此类情况的治疗经验，有文献报道推荐在内镜下移除脑室导管和脓肿[66]。

脑室腹腔分流患者发生分流相关感染时

常伴有反复发作的胸腔积液，此时患者的胸水中乳酸脱氢酶和淋巴细胞升高，此时建议行分流管结扎术进行治疗[67]。

3. 分流相关腹膜炎的治疗

与其他分流相关腹膜炎患者不同，特发性 NPH 患者在移除分流管后 4~6 周内往往可以耐受。因此，此类患者的首选治疗方案应该是完整移除分流管系统，在腹膜炎抗生素治疗完成后再次置入全新的分流系统。

在怀疑腹腔感染或者高度怀疑腹腔内导管脱位造成无菌性炎症时，另一种治疗方法是在分流阀的尾端（如锁骨下）结扎导管，并在抗生素治疗后移除腹腔端分流管。尽管可以尝试上述方法，但大多数病例最终还是不得不移除整个分流管系统。

尽管有文献报道分流相关腹膜炎患者可以行脑室心房分流术，但是这种治疗仅停留在实验性阶段[68]。

三、术后并发症

分流手术的并发症可以分为分流阀相关性和分流管相关性两大类。手术并发症大约占到所有并发症的 50% 以上，包括早期感染、伤口不愈合、分流管不同部位断开或错位（比如脑室端、分流阀、腹腔端或心房分流管；图 15-2、15-3）。

分流阀和分流管相关并发症中，我们下面重点讨论引流不充分和引流过度并发症。

（一）引流不充分

引流不充分是指对于患者个体需求所言，脑脊液在单位时间内引流量太少。这种并发症的原因可能是未发现的手术并发症（分流管阻塞），或者由于分流阀或分流管设置所致。发生引流不充分的患者，术后临床症状无明显改善，或者术后症状改善后又出现加重，出现 Hakim 三联征或者 Kiefer 指数增高。影像学脑室的大小与特发性 NPH 患者的临床表现可能并不一致，因此对于评估分流管的功能并无太大帮助[69]。

如果通过导管造影等手段排除分流管脱落、位置异常等原因，此时需要调整分流阀压力（如果是可调压分流阀）。调整应分步进行，我们通常最起码调整 2 cmH$_2$O 或 3 cmH$_2$O，同时密切观察患者临床症状的变化。

另一种治疗方法是反复行脑脊液放液试

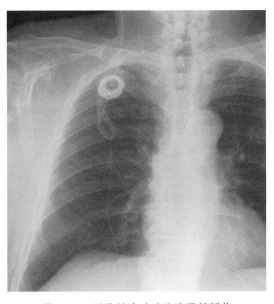

图 15-2　继发性腹腔端分流导管错位

验，可以通过腰椎穿刺或分流管放液。释放 40 ml 脑脊液后，患者的临床症状应该有所改善。如果分流阀是不可调节的，并且患者行放液后临床症状好转，此时应该考虑更换低压分流阀装置。

引流不充分是大多数外科医师较易发现的并发症。

（二）引流过度

引流过度的原因相对比较复杂，可能与分流管或分流阀有关，少数情况下，其病因尚不明确[70]。

发生引流过度时，患者的临床症状得到改善，但可以出现直立性头痛、走路不稳以及新的局灶性神经功能障碍。MRI 或 CT 检查可见脑室变小，伴有单侧或双侧硬脑膜下积液（图 15-4）。

1. 引流过度会发生吗

一项来自荷兰的 NPH 研究中，Boon 等[71] 研究了 NPH 患者分流阀的最适初始压力[71]。该研究选择 96 例特发性 NPH 患者，随机分组，手术置入低压分流阀（初始压力 4 cmH$_2$O）或中高压分流阀（初始压力 10 cmH$_2$O）。患者随访时间为手术前、术后第 1、3、6、9 和 12 个月。结果发现低压分流阀组有 74% 的患者出现症状改善，而中高压分流阀组中仅有 53% 的患者临床症

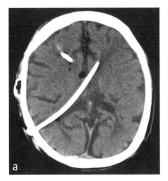

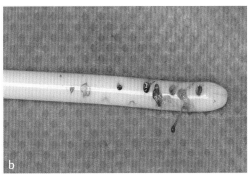

图 15-3 （a）脑室端分流导管置入位置不良进入脑实质;（b）继发性导管末端堵塞

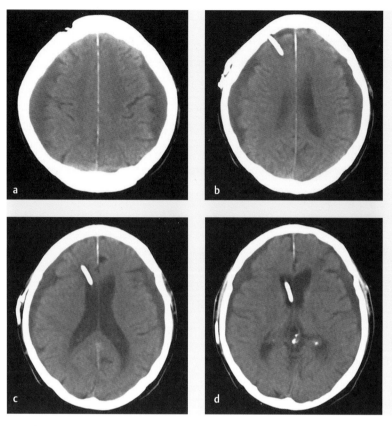

图 15-4 （a~d）特发性 NPH 患者引流过度时出现双侧硬脑膜下积液；最初表现为 Hakim 三联征好转，其后出现直立性头痛、头晕和走路不稳

状有所改善；P 值为 0.06，不具有统计学差异。然而，作者认为特发性 NPH 患者应该选择低压分流阀。

该研究另外一个重要发现是，低压分流阀组有 71% 的患者出现硬脑膜外积液，而中高压分流阀组硬脑膜外积液的发生率仅为 34%[71]。

Meier 等[72] 的研究也证实了上述结果，发现特发性 NPH 患者采用初始压力为 5 cmH$_2$O 的分流阀，其临床症状改善明显优于初始压力为 10~13 cmH$_2$O 的分流阀患者，而且该结果具有统计学意义[72]。

上述两项研究均表明，采用低压分流阀更有助于改善患者的临床症状，但引流过度的风险相对增加。外科医师需要根据患者的具体情况选择合适的压力（图 15-5）。

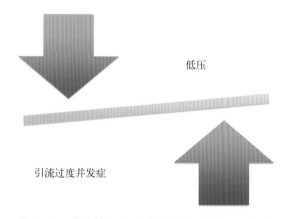

低压

引流过度并发症

图 15-5 分流管初始压力较低时患者可以获益，但是引流过度的风险增加。通过提高初始压力预防引流过度，可能会影响分流手术的效果

2. 引流过度是如何发生的

分流术后的患者，应当考虑以下四种压力：

首先是脑室内压力，也称颅内压。该压力的方向与脑脊液流动方向一致，换言之，该压力由脑室到分流阀再到远端导管。

第二种压力是分流阀初始压力，与脑室内压力的方向恰好相反，可以抵抗颅内压。

第三种压力是腹腔内压力，腹腔内压力也可以抵抗颅内压。当腹腔内压力过高时，由脑室流向腹腔的脑脊液流量会减少或者消失。腹腔压力可随着患者的运动和体位无时无刻地发生变化。

第四种压力是静水压，是由脑室和腹腔之间的高度差产生的压力。人体内两个含液体腔即脑室腔和腹腔，通过分流管相互连接。根据物理学原理，两个相互连通的含液腔之间的压力差，取决于二者之间的高度差异（图 15-6a）。

站立位时，脑室比腹腔高大约 40 cm。此时静水压与颅内压一致，促使脑脊液由近端流向远端。这两种压力与分流阀初始压力和腹腔内压力方向相反。

如果我们将各压力方向给以数值，可以计算得到以下公式：颅内压正常值约为 0 cmH_2O，分流阀初始压力设定在 10 cmH_2O，腹腔内压力为 10 cmH_2O，身高 175 cm 的正常人其静水压约为 40 cmH_2O（由室间孔到横隔的距离）。此时，以上数值相加得

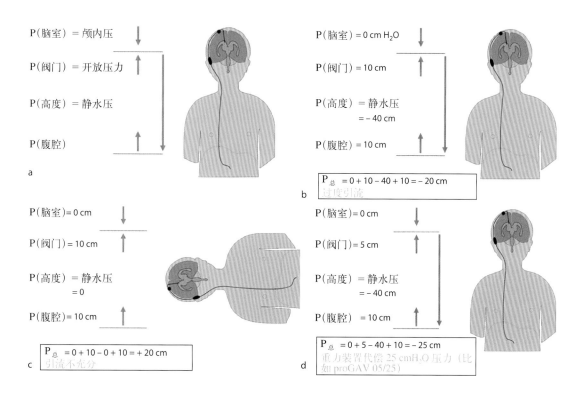

图 15-6 （a）P（脑室）= 颅内压；P（阀门）= 开放压力；P（高度）= 静水压。（b）直立位时，患者承受 -20 cmH_2O 的引流压力，可能导致脑脊液过度引流。（c）当患者处于水平位时（俯卧位或仰卧位），静水压为 0，脑室内压力和腹腔内不变，患者脑脊液引流需对抗 20 cmH_2O 压力，可能导致脑脊液不能引流。（d）患者理想的压力设置状态为：正常颅内压（脑室压力 =0），阀门低开放压力（5 cmH_2O），腹腔压力正常（10 cmH_2O），直立位静水压（-40 cmH_2O），重力装置代偿压力（设置为 25 cmH_2O）

到 −20 cmH₂O 的负压，此时脑脊液出现引流过度（图 15-6b）。

在水平位时（仰卧位或者俯卧位），脑室内压力和腹腔内压力无变化。脑脊液引流需要克服 20 cmH₂O 的压力，此时脑脊液出现引流不充分（图 15-6c）。

最佳压力设置应为：正常颅内压（0 cmH₂O），较低的分流阀初始压力（5 cmH₂O），正常腹腔内压力（10 cmH₂O），直立位静水压（−40 cmH₂O），重力装置代偿压力设置为 25 cmH₂O（图 15-6d）。

四、分流功能障碍：分流管调整

（一）何时需要调整分流管

患者分流术后临床症状没有好转或者重新出现，往往提示分流功能障碍。如果患者采用的是可调压分流阀，此时需要调节分流阀压力。如果患者症状还是没有改善，则需要仔细寻找引起分流功能障碍的其他原因。

分流功能障碍的诊断

除了临床查体外，还需要行 CT 或 MRI 检查，并与分流术前的影像学检查进行对比。脑室增大提示分流功能障碍，脑室变小提示分流管有功能，但是可能存在引流过度。如果脑室的大小无变化，应当和患者的临床症状结合起来分析，因为使用重力分流阀分流或者内镜下第三脑室造瘘手术后，脑室的大小可能不会有太大变化。然而，如果患者临床症状没有改善或者持续恶化，那么很有可能存在分流功能障碍。

（1）临床查体：如果怀疑分流功能障碍，这时有必要进行相关查体。分流阀和导管的走行路径都需要仔细检查和触诊。有时分流管的各部分脱开可以通过触诊发现，或者发现皮下囊肿或肿物。分流管走行区域红

肿可能由炎症引起。

（2）分流功能的触诊检查：分流系统功能的检查方法取决于分流管装置的设计，比如储液囊和分流阀及其位置（在骨孔附近还是在远端）。当然，不同分流管各有其特点，这里不再赘述。下面介绍的检查方法，主要针对储液囊位于骨孔和分流阀之间的分流装置（图 15-7）：

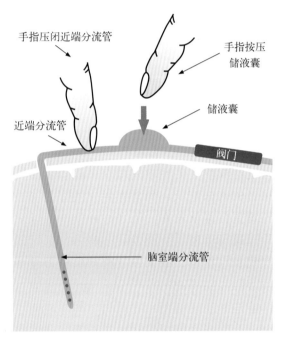

图 15-7 分流装置功能的触诊检查：左手压闭分流管的脑室端防止脑脊液反流回脑室内。正常情况下，按压储液囊可使脑脊液经过阀门从腹腔端排出。如果不能按下储液囊，提示阀门或者分流管腹腔端堵塞

● 检查脑室导管：用一只手指按压储液囊表面，然后用另一只手指按压并阻断储液囊和分流阀之间的分流导管。当松开储液囊的手指后，储液囊应该很快被脑脊液充盈，此时可以感觉并看到储液囊重新充盈。如果储液囊不充盈，提示脑室导管发生部分或完全阻塞，或者由于脑室过度引

流导致塌陷。

• 分流阀和远端导管的检查：用一只手指阻断近端导管（骨孔和储液囊之间），然后用力按压储液囊。如果感觉阻力很大或者无法压瘪储液囊，提示分流阀或远端导管发生阻塞；如果储液囊再次充盈，提示分流阀功能缺陷。

值得注意的是，分流管的触诊检查并不十分准确。我们可以发现分流导管的完全堵塞，却无法确定分流阀的初始压力是否合适。

（3）分流泵：按压近端导管的同时反复按压储液囊，会形成一个"泵"的功能。根据储液囊的大小，按压 100 次可以从侧脑室泵出相当可观的脑脊液量，从而达到无创性放液检查。如果存在分流功能障碍，通过这样的无创性放液检查可以明显缓解患者的临床症状。如果患者分流管远端被纤维蛋白凝块堵塞，通过这种操作可以解除远端导管梗阻，患者临床症状甚至可以得到长期缓解。如果分流阀初始压力过高或腹腔内脑脊液吸收不全，此时患者症状仅能达到暂时缓解。然而，如果这种操作无法改善患者临床症状，也不能完全排除分流功能障碍。

如果在"泵"的过程中，脑脊液外露或者分流管脱位，此时会出现皮下肿物，这样就能找到问题的所在部位。

（4）X 线片：X 线片可以查看分流管的整个走行情况，并能发现分流管脱位、移位、位置不当和断裂等问题。

（5）分流管造影：如果上述检查仍没有发现原因，此时可以行分流管造影。将放射性同位素或者造影剂注入分流管，在 X 线片或射线相机下可以发现梗阻，然而这种检查仍然会有 30% 的假阴性率[73]。

如果最终仍没有发现原因，那么可能有以下两种可能，未发现的分流导管问题或者分流手术适应证出现错误（即特发性 NPH 诊断出现问题）。因此，新的诊断手段，比如诊断特发性 NPH 时多次进行放液检查，对于分流手术适应证和分流管调整的确定非常有必要。

如果分流术后患者重新出现 NPH 的症状，或者临床症状不缓解，此时需要进行分流管调整。当感染时应根据感染的状态确定分流管调整的手术时机。

（二）如何调整分流管

如果能够确定引起分流功能障碍的原因，分流管调整手术就会变得比较容易（表 15-4）。

表 15-4　分流术并发症及其处理方法

原因	处理方法
引流不充分	
分流管脱落	重新调整位置
分流管断裂	重新连接分流管
分流管阻塞	按压储液囊，更换分流管阻塞部分
分流阀位置置入错误	重新调整位置
分流阀机械故障	更换分流阀
分流阀选择错误	重新选择合适的分流阀，推荐使用可调节分流阀
导管尖端瘢痕形成	更换该位置的导管
腹腔或胸腔脑脊液吸收障碍	改为心房分流术
腹腔或者静脉压力过高	改用其他部位分流术
未发现原因	术中检查调整，更换功能障碍部分，改用心房分流术

（续表）

原因	处理方法
引流过度	
分流阀选择错误	增加重力分流阀
重力分流阀位置偏斜	改为垂直位
分流阀功能丧失	更换分流阀
感　染	
分流管感染	抗生素治疗，感染控制后更换分流管
伤口裂开，分流管部分外露	抗生素治疗，移除分流管，感染控制后在对侧更换分流管，少数情况下局部处理引流管

1. 脑室导管脱位或位置不当

如果脑室导管位置不当进入脑实质内（图15-8），需要扩大骨孔暴露导管，然后调整其位置。如果脑室导管发生移位时（图15-9），需用同样的方法进行调整。如果脑室导管发生断裂进入侧脑室内，可以通过脑室镜手术进行调整。当脑室镜手术存在难度或者风险太大时，不必强行取出侧脑室内导管。

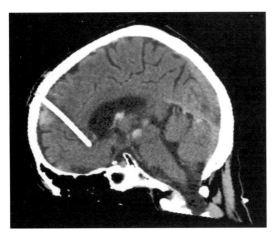

图 15-8　矢状位 CT 检查：脑室导管被错误置入脑室旁脑实质内

2. 分流管断开

如果分流管发生断开（图15-10），采用局部暴露并用缝线的方法通常不能将分流管的两侧断端连接起来。在连接时应当进行

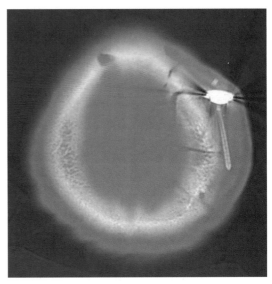

图 15-9　轴位 CT 检查：脑室导管和储液囊发生移位

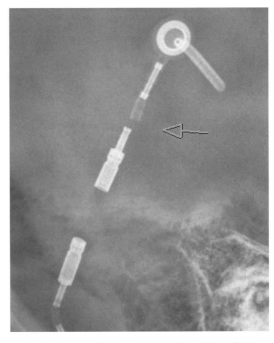

图 15-10　X 线片检查提示分流导管发生断裂

术中影像学辅助，因为操作过程中导管可能会再次移位，这样会使有限暴露条件下分流管的连接更加困难。

3. 分流管扭结

分流管发生扭结也可以通过局部暴露后进行调整（图 15-11），然而术中必须充分暴露，以防再次发生分流管扭结。

4. 重力阀位置偏斜

当患者行走或者坐位时，重力阀必须处于垂直位置才能发挥其功能。当发现分流功能障碍由重力阀位置偏斜引起时，恢复其垂直位置就显得非常必要（图 15-12）。然而，保持重力分流阀处于垂直位置却不太容易，尤其是患者手术时仰卧于手术台并且覆盖无菌单。因此，术前在患者皮肤上进行标记，将有助于在术中确定最佳位置。

5. 腹腔导管脱位

大多数情况下，腹腔导管脱位都会形成一个充满脑脊液的皮下囊肿（图 15-13、15-14）。此时，需要局部调整分流导管的位置。术中重新打开腹膜腔，将一根长的分流导管（> 30 cm）置入腹腔，同时用丝线将分流管固定，以防导管再次脱落。因为分流手术可能在腹壁形成瘢痕，因此需要在另一位置切开腹腔。

腹腔导管如果脱落到腹腔内，只要不引起肠道刺激症状，可以不必处理。若引起症状则需要在腹腔镜下取出导管。

6. 分流导管或分流阀阻塞

如果发现分流导管阻塞（分流管造影检查证实），则需要更换阻塞部分。图 15-5 中显示的是一根被手术移除的阻塞分流管。应当特别注意由脉络丛组织增生引起的分流管阻塞。如果脑室导管与脑室粘连，移除导管时可能会引起脑室内出血。如果脑室导管与脑室粘连严重，切不可强行取出，应选择重新置管。

在少数情况下，可以通过按压储液囊，

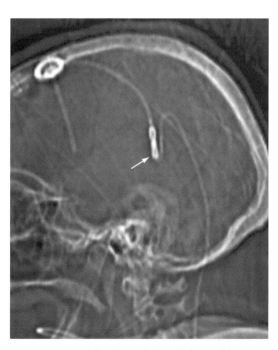

图 15-11　X 线片提示分流导管发生扭结

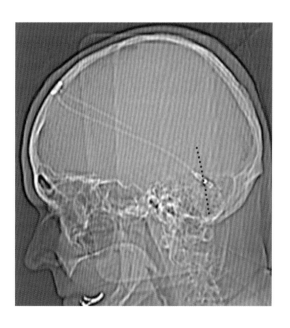

图 15-12　X 线片提示分流管重力阀门植入过于水平（红色虚线为阀门理想的角度）

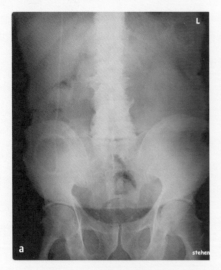
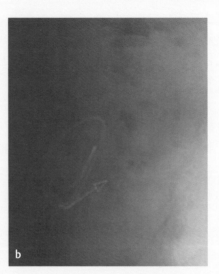

图 15-13　X 线片提示腹腔分流导管脱位。(a) 前后位片 ; (b) 侧位片

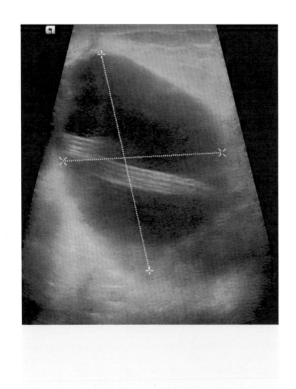

图 15-14　超声检查提示腹腔导管脱位后在皮下形成脑脊液假性囊肿

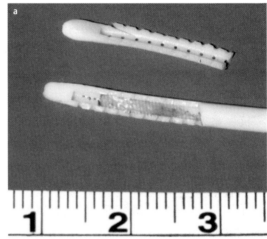
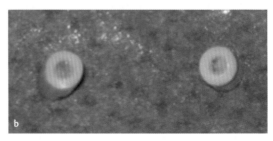

图 15-15　脑室导管完全被脉络丛组织或纤维素凝块堵塞。(a) 纵断面 ; (b) 横断面

利用"泵"的作用冲开堵塞的分流管，从而避免了手术调整。

7. 引流过度

如果发生引流过度并出现临床症状，需要通过外科手术更换重力分流阀或安装限流阀（表 15-4），或者更换初始压力更高的分流阀装置。然而，术前确定最合适的分流装置比较困难，因此我们推荐采用可调节压力的分流系统。

如果发生重力分流阀位置偏斜导致引流过度（图 15-12），则需要首先调整重力装置为垂直位。

当发生硬脑膜下积液或血肿时，选择置入重力分流阀或者限流阀是一种治疗方法。同时密切观察硬脑膜下积液或血肿的变化，当血肿增大时及时手术清除。

8. 分流管感染

切口愈合问题 / 切口感染 / 分流管走行处皮肤裂开：如果分流管发生感染，单纯应用抗生素通常不能有效控制感染（表 15-4）。其原因在于分流管材料表面形成生物膜，可以保护细菌抵抗组织抗体、白细胞和抗生素的作用 [74-77]。因此，感染的分流管必须移除，待感染完全控制后在对侧重新置入分流管。

如果引流管因皮肤破溃而部分外露，我们可以判定已发生分流管感染，此时必须手术移除分流管并应用抗生素治疗。在少数情况下（例如患者不愿更换整个分流管系统），可以更换局部分流管、应用抗生素并处理局部伤口，也可能获得治愈（图 15-16）。

如果感染持续存在，可以选用抗生素浸泡的分流导管，以减少感染发生率 [78]。

9. 不明原因的引流过度

如果找不到引起分流功能障碍的原因，就很难进行分流管调整。可能的原因包括分

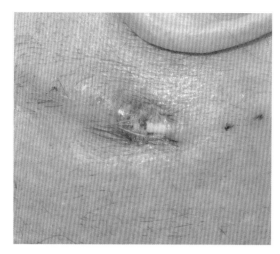

图 15-16　分流术后 12 个月，患者反复搔抓造成皮肤破溃，分流管外露

流阀选择错误、腹腔压力增高、腹腔吸收脑脊液的能力下降、导管进入腹腔处瘢痕形成等。腹腔处瘢痕形成可能是由于过敏或对异物的反应所导致的。然而，如果分流管部分堵塞或者分流阀功能障碍，影像学检查常常难以发现。进行分流管调整手术时，应当考虑所有可能的原因。虽然病因不明，但如果患者经过多次放液检查后症状可以缓解，提示分流管调整可能有效，应予以积极处理。在这些情况下，外科医师应该根据术中情况灵活处理（图 15-17）。

在手术操作中应注意以下原则：

① 避免不必要的暴露有功能的分流管部分。

② 做好更换整个分流管系统的准备。

③ 熟悉所用分流阀及其检查方法。

④ 与正常分流术一样进行无菌操作。

（1）分流管调整的步骤：大多数分流管包括脑室导管、分流阀和远端导管，为了避免不必要的分流管暴露，通常从分流阀处开始调整。分流阀暴露后，分离其与近端导管的连接。如果没有脑脊液流出，更换调整近

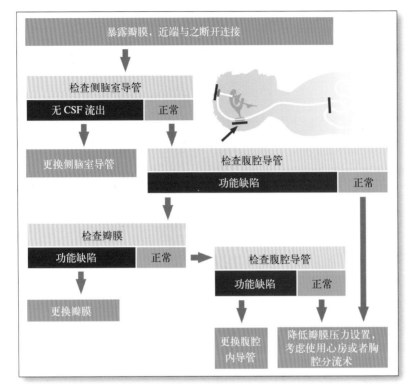

图 15-17 不明原因的分流管功能障碍的分流管调整流程图。CSF，脑脊液

端导管。

（2）脑室导管阻塞：如果分流管与脑室粘连紧密，在移除脑室导管时应特别注意。暴力移除可能会有脑室内出血的风险，此时可不移动原有导管，选择其他位置行脑室导管置入。

（3）分流阀或腹腔导管阻塞：如果脑室导管有脑脊液流出，证明近端导管功能正常。此时需要检查分流阀及远端分流管，还必须检查分流阀的初始压力。采用重力分流阀的患者，需要在直立位和水平位检查分流阀的初始压力，以确定重力分流阀的功能良好。分流阀的初始压力，通常在术中确定，设置时要比分流阀设定压力高 5~10 cmH$_2$O，并考虑根据不同腹内压进行调整。在未进行分流阀初始压力测定前，不要按压储液囊，因为可能会将管内堵塞的凝块冲走或使开口处的模型结构受到破坏，使以后再进行分流

管检查变得困难。如果分流阀初始压力过高或有明显的分流管阻塞，必须将分流阀和腹腔导管断开连接，并分别处理分流阀和远端导管。

如果分流阀功能不良，应更换新的分流阀。

如果腹腔导管功能不良，应更换新的腹腔导管，此时建议选择腹壁其他位置，以防止局部瘢痕形成。

如果未发现原因，应更换新的低压分流阀装置，最好使用可调压装置。如果分流功能障碍持续存在，那么需要更换引流位置，如选择心房或胸腔引流。

调整手术之后，应对患者进行密切随访，以观察调整手术的有效性以及是否需要进行其他调整。

如果患者临床症状没有改善，这时需要重新确定分流功能障碍的诊断是否正确。如

果患者接受放液检查后症状改善，应当进行
分流调整。如果仍未发现原因，应当考虑右
心房、胸腔、胆囊等其他器官的分流以解决
腹腔吸收障碍的问题。颅内压监测[79]有助
于确定患者临床症状不改善是否与颅内压和
分流管功能存在关联（表 15-4）。

参考文献

[1] Grumme T, Kolodziejczyk D. Komplikationen in der Neurochirurgie Band 2: Kraniale, zerebrale und neuropädtische Chirurgie Berlin, Wien: Blackwell Wissenschafts-Verlag; 1995

[2] Marmarou A, Bergsneider M, Black PMcL, Klinge P, Relkin N. Guidelines for the diagnosis and management of idiopathic normal pressure hydrocephalus. Neurosurgery 2005; 57(Suppl): S2–1-S2–3

[3] Kehler U, Langer N, Gliemroth J et al. The peel-away sheath hydrocephalus study"contactless"ventricular catheter insertion: Does it reduce shunt obstructions? A multicenter prospective randomized trial. Clin Neurol Neurosurg 2011

[4] Meier U, Kiefer M, Sprung C. Normal Pressure Hydrocephalus: Pathology, Pathophysiology. Diagnostics. Therapeutics and Clinical Course. Erwitte: PVV Science Publications; 2003

[5] Meier U, Kiefer M, Sprung C. Evaluation of the Miethke dual-switch valve in patients with normal pressure hydrocephalus. Surg Neurol 2004; 61: 119–127, discussion 127–128

[6] Sprung C, Schlosser HG, Lemcke J et a1. The adjustable proGAV shunt: a prospective safety and reliability multicenter study. Neurosurgery 2010; 66: 465–474

[7] Azeem SS, OrigitanoTC. Ventricular catheter placement with a frameless neuronavigational system: a 1-year experience. Neurosurgery 2007; 60(Suppl 2): 243–247, discussion 247–248

[8] Hayhurst C, Beems T, Jenkinson MD et al. Effect of electromagnetic-navigated shunt placement on failure rates: a prospective multicenter study. J Neurosurg 2010;113: 1273–1278

[9] Ishikawa M, Hashimoto M, Kuwana N et a1. Guidelines for management of idiopathic normal pressure hydrocephalus. Neurol Med Chir (Tokyo) 2008; 48(SuppI): S1-S23

[10] Drake JM, Sainte-Rose C. The Shunt Book. New York, NY: Blackwell Science, Inc.; 1995

[11] Gristina AG. Biomaterial-centered infection: microbiaI adhesion versus tissue integration. Science 1987; 237: 1588–1595

[12] Hsieh YL, Merry J. The adherence of Staphylococcus aureus. Staphylococcus epidermidis and Escherichia coil on cotton. polyester and their blends. J Appl Bacteriol 1986: 60: 535–544

[13] Liang X, Wang A, CaoT et al. Effect of cast molded rifampicin/silicone on Staphylococcus epidermidis biofilm formation. J Biomed Mater Res A 2006; 76: 580–588

[14] Costerton JW, Cheng KJ. Geesey GG et al. Bacterial biofilms in nature and disease.Annu Rev Microbiol 1987; 41: 435–464

[15] von Eiff C, Peters G, Heilmann C. Pathogenesis of infections due to coagulase-negative staphylococci. Lancet Infect Dis 2002; 2: 677–685

[16] Raahave D. Bacterial density in operation wounds. Acta Chir Scand 1974; 140: 585–593

[17] Kehler U, Klöhn A, Heese O, Gliemroth J. Hydrocephalus therapy: reduction of shunt occlusions using a peel-away sheath. Clin Neurol Neurosurg 2003; 05: 253–255

[18] Rivero-Garvía M, Márquez-Rivas J, Jiménez-Mejías ME, Neth O, Rueda-Torres AB. Reduction in external ventricular drain infection rate. Impact of a minimal handling protocol and antibiotic-impregnated catheters. Acta Neurochir (Wien) 2011; 153: 647–651

[19] Bayston R, Bannister C, Boston V et a1. A prospective randomised controlled trial of antimicrobial prophylaxis in hydrocephalus shunt surgery. Z Kinderchir 1990; 45(Suppl 1): 5–7

[20] Raahave D. Penetration of penicillin into laparotomy wounds to reduce bacterial contamination during intestinal operations. Scand J Gastroenterol Suppl 1976; 37: 129–134

[21] Kariyattil R, Steinbok P, Singhal A, Cochrane DD. Ascites and abdominal pseudocysts following venntriculoperitoneal shunt surgery: variations of the same theme. J Neurosurg 2007; 106 (Suppl): 350–353

[22] Liu KL, Lee TC, Lin MT, Chen SJ. Education and imaging. Gastrointestinal: abdominal abscess associated with a vencriculoperitoneal shunt. J Gastroenterol Hepatol 2007; 22: 757

[23] Hampl J, Schierholz J, Jansen B, Aschoff A. In vitro and in vivo efficacy of a rifampin-loaded silicone catheter for the prevention of CSF shunt infections. Acta Neurochir (Wien) 1995; 133: 147–152

[24] Bayston R. Ventriculoperitoneal shunt-associated infection. J Infect 1991; 23: 343

[25] Bayston R. Serum C-reactive protein test in diagnosis of septic complications of cerebrospinal fluid shunts for hydrocephalus. Arch Dis Child 1979; 54: 545–548

[26] Bayston R. Epidemiology, diagnosis, treatment, and prevention of cerebrospinal fluid shunt infections. Neurosurg Clin N Am 2001; 12:703–708, viii

[27] Chang CC, Kuwana N, Ito S. Management of patients with normal-pressure hydrocephalus by using lumboperitoneal shunt system with the Codman Hakim programmable valve. Neurosurg Focus 1999; 7:e8

[28] Bret P Guyotat J, Ricci AC, Mottolese C, Jouanneau E. [Clinical experience with the Sophy adjustable valve in the treatment of adult hydrocephalus. A series of 147 cases]. Neurochirurgie 1999; 45 (2): 98–108, discussion 108–109

[29] Davis CP. Normal flora. In: Baron S, ed. Medical Microbiology. 4th ed. Galveston, TX: University of Texas Medical Branch at Galveston; 1996

[30] Larsson A, Wikkelsö C, Bilting M, Stephensen H. Clinical parameters in 74 consecutive patients shunt operated for normal pressure hydrocephalus. Acta Neurol Scand 1991; 84: 475–482

[31] Waiters BC, Hoffman HJ, Hendrick EB, Humphreys RP. Cerebrospinal fluid shunt infection. Influences on initial management and subsequent outcome.J Neurosurg 1984; 60: 1014–1021

[32] Bayston R, Vera L, Ashraf W. Activity of an antimicrobial hydrocephalus shunt catheter against Propionibacterium aches. Antimicrob Agents Chemother 2010; 54:5082–5085

[33] Livni G, Yuhas Y, Ashkenazi S, Michowiz S. In vitro bacterial adherence to veotriculoperitoneal shunts. Pediatr Neurosurg 2004; 40: 64–69

[34] Sandoe JA, Longshaw CM. Ventriculoperitoneal shunt infection caused by Staphylococcus lugdunensis. Clin Microbiol Infect 2001; 7: 385–387

[35] Greenberg JO, Shenkin HA, Adam R. Idiopathic normal pressure hydrocephalus– a report of 73 patients. J Neurol Neurosurg Psychiatry 1977; 40: 336–341

[36] Echizenya K, Satoh M, Murai H, Ueno H, Abe H, Komai T. Mineralization and biodegradation of CSF shunting systems. J Neurosurg 1987; 67: 584–591

[37] Schuhmann MU, Ostrowski KR, Draper EJ et al. The value of C-reactive protein in the management of shunt infections. J Neurosurg 2005; 103 (Suppl): 223–230

[38] Bayston R, Leung TS, Wilkins BM, Hodges B. Bacteriological examination of removed cerebrospinal fluid shunts. J Clin Pathol 1983; 36: 987–990

[39] Bayston R, Ashraf W, Barker-Davies R et al. Biofilm formation by Propionibacterium acnes on biomaterials in vitro and in vivo: impact on diagnosis and treatment.J Biomed Mater Res A 2007; 81: 705–709

[40] Lund-Johansen M, Svendsen F, Wester K. Shunt failures and complications in adults as related to shunt type, diagnosis, and the experience of the surgeon. Neurosurgery 1994; 35: 839–844, discussion 844

[41] Bayston R. Hydrocephalus shunt infections. J Antimicrob Chemother 1994:34 (Suppl A): 75–84

[42] Bayston R. Hydrocephalus shunt infections and their treatment. J Antimicrob Chemother 1985; 15: 259–261

[43] Baystoo R, Ashraf W, Bhundia C. Mode of action of an antimicrobial biomaterial for use in hydrocephalus shunts. J Antimicrob Chemother 2004; 53: 778–782

[44] Bayston R, Bannister C, Boston V et al A prospective randomised controlled trial of antimicrobial prophylaxis in hydrocephalus shunt surgery. Z Kinderchir 1990; 45 (Suppl 1): 5–7

[45] Bayston R, Lari J. A study of the sources of infection in colonised shunts. Dev Med Child Neurol 1974;16 (Suppl 32): 16–22

[46] Brydon HL, Bayston R, Hayward R, Harkness W. Reduced bacterial adhesion to hydrocephalus shunt catheters mediated by cerebrospinal fluid proteins. J Neurol Neurosurg Psychiatry 1996; 60: 671–675

[47] Brydon HL, Bayston R, Hayward R, Harkness W. The effect of increasing CSF protein concentration upon shunt function. Eur J Pediatr Surg 1993; 3 (Suppl 1): 33–34

[48] Fao-Havard P, Nahata MC. Treatment and prevention of infections of cerebrospinal fluid shunts. Clin Pharm 1987; 6: 866–880

[49] Brydon HL, Hayward R, Harkness W, Bayston R. Does the cerebrospinal fluid protein concentration increase the risk of shunt complications? Br J Neurosurg 1996; 10: 267–273

[50] Secer HI, Kural C, Kaplan M et al. Comparison of the efficacies of antibiotic-impregnated and silver-impregnated ventricular catheters on the prevention of infections. An in vitro laboratory study. Pediatr Neurosurg 2008; 44: 444–447

[51] Eymann R, Chehab S, Strowitzki M, Steudel WI, Kiefer M. Clinical and economic consequences of antibiotic-impregnated cerebrospinal fluid shunt catheters. J Neurosurg Pediatr 2008; 1: 444–450

[52] Bayston R, Grove N, Siegel J, LaweBin D, Barsham S. Prevention of hydrocephalus shunt catheter colonisation in vitro by impregnation with antimicrobials. J Neurol Neurosurg Psychiatry 1989; 52: 605–609

[53] Bayston R, Vera L, Mills A, Ashraf W, Stevenson O, Howdle SM. In vitro antimicrobial activity of silver-processed catheters for neurosurgery.J Antimicrob Chemother 2010; 65: 258–265

[54] Bayston R, Milner RD. Antimicrobial activity of silicone rubber used in hydrocephalus shunts, after impregnation with antimicrobial substances. J Clin Pathol 1981; 34: 1057–1062

[55] Abed WT, Alavijeh MS, Bayston R, Shorvon SD, Patsalos PN. An evaluation of the epileptogenic properties of a rifampicin/clindamycin-impregnated shunt catheter. Br J Neurosurg 1994; 8: 725–730

[56] Lackner P, Beer R, Broessner G et al. Efficacy of silver nanoparticles-impregnated external ventricular drain catheters in patients with acute occlusive hydrocephalus. Neurocrit Care 2008; 8: 360–365

[57] Izci Y, Secer H, Akay C, Gonul E. Initial experience with silver-impregnated polyurethane veotricular catheter for shunting of cerebrospinal fluid in patients with infected hydrocephalus. Neurol Res 2009; 31: 234–237

[58] Lemcke J, Depner F, Meier U. The impact of silver nanoparticlecoated and antibiotic-impregnated external ventricular drainage catheters on the risk of infections: a clinical comparison of 95 patients. Acta Neurochir Suppl (Wien) 2012; 114:347–350

[59] Lansdown AB. Critical observations on the neurotoxicity of silver. Crit Rev Toxicol 2007; 37:237–250

[60] Galiano K, Pleifer C, Engelhardt K et al. Sliver segregation and bacterial growth of intraventricular catheters impregnated with silver nanoparticles in cerebrospinal fluid drainages. Neurol Res 2008; 30: 285–287

[61] Kouyialis AT, Stranjalis G, Korfias S, Sakas DE. Long-term air-exposed functioning hydrocephalus valve with no infection. South Med J 2006; 99: 1127–1129

[62] Gristina A. Biomaterial-centered infection: microbial adhesion versus tissue integration. 1987. Clin Orthop Relat Res 2004: 4–12

[63] James HE, Walsh JW, Wilson HD, Connor JD, Bean JR, Tibbs PA. Prospective randomized study of therapy in cerebrospinal fluid shunt infection. Neurosurgery 1980; 7: 459–463

[64] Waiters BC, Hoffman HJ, Hendrick EB, Humphreys RP. Cerehrospinal fluid shunt infection. Influences on initial management and subsequent outcome. J Neurosurg 1984; 60: 1014–1021

[65] Gill CJ, Murphy MA, Hamer DH. Treatment of Staphylococcus epidermidis veotriculo-peritoneal shunt infection with linezolid. J infect 2002; 45:129–132

[66] Shin DS, Hwang SC, Kim BT, Shin WH. Delayed cerebral abscess as a shunt complication and endoscopic removal of the ventricular catheter and abscess. J Korean Neurosurg Soc 2008; 43: 300–303

[67] Irani F, Elkamberg H, Okoli K, Abou DS. Recurrent symptomatic pleural effusion due to a ventriculopleural shunt. Respir Care 2009; 54: 1112–1114

[68] Yamashita K, Yonekawa Y, Kawano T et al. Intra-abdominal cyst following revision of ventriculoperitoneal shunt-case report. Neurol Med Chir (Tokyo) 1990; 30: 748–752

[69] Meier U, Mutze S. Correlation between decreased ventricular size and positive clinical outcome following shunt placement in patients with normal pressure hydrocephalus. J Neurosurg 2004; 100: 1036–1040

[70] Aschoff A, Kremer P, Benesch C, Fruh K, Klank A, Kunze S. Overdrainage and shunt technology. A critical comparison of programmable, hydrostatic and variable-resistance valves and flow-reducing devices.Childs Nerv Syst 1995; 11: 193–202

[71] Boon AJ, Tans JT, Delwel EJ et al. Dutch Normal-Pressure Hydrocephalus Study: the role of cerebrovascular disease. J

Neurosurg 1999; 90: 221–226

[72] Meier U, Kiefer M, Lemcke J. On the optimal opening pressure of hydrostatic valves in cases of idiopathic normal pressure hydrocephalus: a Prospective Randomized Study With 122 Patients. Neurosurg Q 2005; 15: 103–109

[73] Vassilyadi M, Tataryn ZL, Matzinger MA, Briggs V, Ventureyra EC. Radioisotope shuntograms at the Children's Hospital of Eastern Ontario. Childs Nerv Syst 2006; 22: 43–49

[74] Nickel JC, Wright JB, Ruseska I, Marrie TJ, Whitfield C, Costerton JW. Antibiotic resistance of Pseudomonas aeruginosa colonizing a urinary catheter in vitro. Eur J Clin Microbiol 1985; 4: 213–218

[75] Nickel JC, Ruseska I, Wright JB, Costerton JW. Tobramycin resistance of Pseudomonas aeruginosa cells growing as a biofilm on urinary catheter material. Antimicrob Agents Chemother 1985; 27: 619–624

[76] Khoury AE, Lam K, Ellis B, Costerton JW. Prevention and control of bacterial infections associated with medical devices. ASAIO J 1992; 38: M174–M178

[77] Drake JM, Sainte-Rose Ch. The Shunt Book. Cambridge, MA: Blackwell Science; 1995

[78] Eymann R, Steudel WI, Kiefer M. Infection rate with application of an antibiotic-impregnated catheter for shunt implantation in children– a retrospective analysis. Klin Padiatr 2009; 221: 69–73

[79] Frischholz M, Sarmento L, Wenzel M, Aquilina K, Edwards R, Coakham HB. Telemetric implantable pressure sensor for short- and long-term monitoring of intracranial pressure. Conf Proc IEEE Eng Med Biol Soc 2007; 2007: 514

[80] Mirzayan MJ, Luetjens G, Borremans JJ, Regel JP, Krauss JK. Extended long-term (>5 years) outcmne of cerebrospinal fluid shunting in idiopathic normal pressure hydrocephalus. Neurosurgery 2010; 67: 295–301

[81] Meier U, Lemcke J, Al-Zain F. Course of disease in patients with idiopathic normal pressure hydrocephalus (iNPH): a follow-up study 3, 4 and 5 years following shunt implantation. Acta Neurochir Suppl (Wien) 2008; 102: 125–127

[82] McGirt MJ, Woodworth G, Coon AL, Thomas G, Williams MA, Rigamonti D. Diagnosis, treatment, and analysis of long-term outcomes in idiopathic normal-pressure hydrocephalus. Neurosurgery 2008; 62 (Suppl 2): 670–677

[83] Kahlon B, Sjunnesson J, Rehncrona S. Long-term outcome in patients with suspected nornral pressure hydrocephalus. Neurosurgery 2007; 60: 327–332. discussion 332

[84] Marmarou A, Young HF, Aygok GA et al. Diagnosis and management of idiopathic normal pressure hydrocephalus: a prospective study in 151 patients. J Neurosurg 2005; 102: 987–997

[85J Sorteberg A, Eide PK, Fremming AD. A prospective study on the clinical effect of surgical treatment of normal pressure hydrocephalus: the value of hydrodynamic evaluation. Br J Neurosurg 2004; 18: 149–157

[86] Boon AJ, Tans JT, Delwel EJ et al. Dutch Normal pressure hydrocephalus study: randomized comparison of low- and medium-pressure shunts. J Neurosurg 1998; 88: 490–495

[87] Eide PK, Sorteberg W. Diagnostic intracranial pressure monitoring and surgical management in idiopathic normal pressure hydrocephalus: a 6-year review of 214 patients. Neurosurgery 2010; 66: 80–91

[88] Pujari S, Kharkar S, Metellus P, Shnck J, Williams MA, Rigamooti D.Normal pressure hydrocephalus: long-term outcome after shunt surgery. J Neurol Neurosurg Psychiatry 2008; 79: 1282–1286

[89] Zemack G, Romner B. Adjustable valves in normal pressure hydrocephalus: a retrospective study of 218 patients. Neurosurgery 2008; 62 (Suppl 2): 677–687

第 16 章

预 后

Prognosis

Ullrich Meier

曹 磊 译

预测指征

预后的改善

手术干预的指征评估是治疗正常压力脑积水（NPH）的一个核心问题。"正确的手术适应证选择决定了良好的手术效果"在此仍然适用。众多研究中关于分流管植入术后疗效的报道差异较大。这种情况是各家对手术指征的观点不同导致的。因此，我们必须找到一些与其术后效果相关的且具有高度预测价值的指征[1]。

一、预测指征

患者轻度表现或者不表现痴呆或昏迷症状，以及症状持续不到一年，都是分流手术有效的阳性预测指征。患者处于 NPH 的早期（没有脑萎缩）、脑脊液引流阻力超过 15 Torr/（ml·min），或患者处于 NPH 的中晚期（脑萎缩）、鞘内灌注试验后脑脊液引流阻力超过 20 Torr/（ml·min）时，都具有良好的预后。由于治疗效果更好，我们推荐 NPH 患者植入带有静水压阀门的分流管[2]。

Sorteberg 等[3]表明，鞘内灌注试验后的脑脊液引流阻力是一个能很好预测特发性 NPH 分流手术有效的阳性预测因子。但他们认为颅内压的测量不具有预测价值。Poca 等[4]认为 NPH 患者行分流手术后，其步态不稳和尿失禁可得到良好的改善，但精神功能改善不明显。正因为如此，他们认为痴呆是特发性 NPH 预后不良的指征。Murakami 等[5]运用单光子发射计算机断层显像测量局部脑血流的变化对患者的术后病程具有很好的阳性预测价值。Gallia 等[6]报道了腰穿

脑脊液释放试验后步态不稳改善的阳性预测值达 73%～100%。然而，该方法的敏感度较低，仅为 26%～61%，因此，脑脊液释放试验结果阴性时不能排除 NPH 的可能。正因如此，Gallia 更推崇腰大池引流 48 小时试验，其阳性预测值达 80%～100%，敏感度达 50%～100%，特异度达 60%～100%。

根据 Chang 等[7]的研究结果，高龄和男性是 NPH 患者分流术后认知功能改善不良的预测因子。其他研究者[8-13]则更关注腰穿脑脊液释放试验或者腰大池引流试验后步态不稳的改善情况以及分流手术后哪种症状改善比例最高。而与上述研究结果均不同的是 Delwel 等[14]没有发现一个能预测患者分流术后效果的指征。此外，上述研究结果还表明，鞘内灌注试验的参数，如引流阻力，对于预后评估并无帮助。其他研究者发现，NPH 的合并症（如高血压、糖尿病、外周大血管和/或冠状动脉疾病、心脏疾病、脑血管疾病、帕金森病），都是特发性 NPH 患者分流术后效果不佳的指征，并具有统计学差异[10, 15, 16]。

二、预后的改善

一项包含了日本神经外科学会关于特发性 NPH 诊疗指南在内的荟萃分析报道指出，NPH 患者接受分流手术后 3 个月到 2 年内，其症状的改善率达 31%～100% 不等。随访 3 到 5 年，61%～91% 的患者症状得到改善[17]。其中，步态不稳的改善率达

58% ~90%，而记忆力障碍或者痴呆症状的改善率达 29% ~80%，尿失禁的改善率达 20% ~78% [17]。具有典型的 Hakim 三联征表现的患者其症状改善率达 65% ~74% 不等 [17]。美国特发性 NPH 研究学组发布的指南指出 [18]，72% ~80% 的特发性 NPH 患者在分流术后症状得到改善。分流术后 1 年，30% ~95% 的患者症状可得到继续改善。2 到 3 年后，其症状改善率达 78.9%，5 年后改善率为 43%。针对每个个体症状，与手术后 1 年相比，手术后 5 年时其症状改善率由 76% 减少至 47%，尿失禁的改善率则从 58% 减少至 29% [18]。

表 16-1 总结了 NPH 治疗相关的文献结果。在本文中，我们只引用了病例数＞40、研究期限 6 个月及以上的文献资料。总的

表 16-1　NPH 分流术后症状改善率 [a]

作者，年份	特发性 NPH 病例数	阀门类型 / 阀门压力设定	术后观察时期（月）[b]	临床症状改善率（%）
Black 1980[22]	62	HAKIM 中压阀门（DPV）	36.5	61
Boon 等 2000[23]	95	HAKIM 低压和中压阀门（DPV）	12	76
Delwel 等 2005[14]	66	Spitz-Holter 中压阀门（DPV）	≥ 12	59
Dixon 等 2002[24]	49	不详	10（1~36）	44~86（症状相关）
Kahlon 等 2002[25]	51	CMPV	6	84
Kiefer 等 2002[26]	91	带有 Miethke 分流辅助系统的 MDSV 和 CMPV	26	85
Krauss 和 Regel 1997[27]	41	DPV 和 CMPV	16	90
Marmarou 等 2005[28]	151	不详	12	66.2
McConnell 等 2004[29]	51	CMPV	11（1~49）	68.8~86.3（症状相关）
Meier 和 Lemcke 2007[1, 21]	117	MDSV，proGAV 64 例，pCHV34 例，带 MIETHKE 分流辅助系统 20 例	26.9（12~60）	1 年：88.9 5 年：60
Mori 2001[30]	120	DPV 与 CMPV 比较	36	73.3
Poca 等 2004[31]	43	低压阀门（DPV）	6	39.5~81.4（症状相关）
Walchenbach 等 2002[19]	43	CMPV 和 CODAM MEDOS 阀门（DPV）	2，6，12	50~91（症状相关）
Zemack 和 Romner 2002[32]	147	CMPV	26.7	78.9

a：病例数大于 40 且观察时间超过 6 个月。

b：括号内显示区间范围。

缩写词：DPV，differential pressure valve，差压阀；CMPV，Codman Medos programmable valve，Codman Medos 可调压阀；MDSV，Miethke dual swith valve，Miethke 双开关阀

来说，接受分流手术1年的患者，其术前症状的改善率达59%~91%[14, 19]，3年后达61%~85%[20]，我们包含5年随访资料的研究成果显示，其症状改善率达到60%[21]。

由于常受到合并症的影响，临床上判断特发性NPH患者中期病程是十分困难的。在我们的研究病例中[1]，10%的患者在手术后2年内死亡。其他研究者报道手术后3年内死亡率为28%[18]。由于特发性NPH患者多高龄，常有其他合并症，其手术后5~10年内对疾病未来预后的评估也会十分困难，甚至是无法完成的。不管怎样，我们可推测，不接受任何治疗的特发性NPH患者，其临床症状快速进展，大多数最终都需要护理关怀和痴呆护理。我们应当努力在疾病的早期阶段，即患者仅有步态不稳、没有尿失禁和痴呆症状以及没有或者几乎没有合并症时，就进行正确诊断，以指导医师提供正确的治疗。也只有这样，分流手术才能达到更好的治疗效果。而诊断延误可能造成某些患者认知潜能不可逆性下降。时间损失也意味着大脑的损失，正所谓"时间就是大脑"。正因如此，灵敏地诊断并指导治疗在NPH未来诊疗发展中举足轻重。

参考文献

[1] Meier U, Lemcke J. Zur Diagnostik des idiopathischen Normaldruckhydrozephalus aus der Perspektive von Langzeitbeobachtungen. Schweiz Arch Neurol Psychiatr 2007; 158: 139–149

[2] Meier U, König A, Miethke C. Predictors of outcome in patients with normal pressure hydrocephalus. Eur Neurol 2004; 51: 59–67

[3] Sorteberg A, Eide PK, Fremming AD. A prospective study on the clinical effect of surgical treatment of normal pressure hydrocephalus: the value of hydrodynamic evaluation. Br J Neurosurg 2004; 18: 149–157

[4] Poca MA, Mataró M, Matarín M, Arikan F, Junqué C, Sahuquillo J. Good outcome in patients with normal pressure hydrocephalus and factors indicating poor prognosis. J Neurosurg 2005; 103: 455–463

[5] Murakami M, Hirata Y, Kuratsu JI. Predictive assessment of shunt effectiveness in patients with idiopathic normal pressure hydrocephalus by determining regional cerebral blood flow on 3D stereotactic surface projections. Acta Neurochir (Wien) 2007; 149: 991–997

[6] Gallia GL, Rigamonti D, Williams MA. The diagnosis and treatment of idiopathic normal pressure hydrocephalus. Nat Clin Pract Neurol 2006; 2: 375–381

[7] Chang S, Agarwal S, Williams MA, Rigamonti D, Hillis AE. Demographic factors influence cognitive recovery after shunt for normal pressure hydrocephalus. Neurologist 2006; 12: 39–42

[8] Duinkerke A, Williams MA, Rigamonti D, Hillis AE. Cognitive recovery in idiopathic normal pressure hydrocephalus after shunt. Cogn Behav Neurol 2004; 17: 179–184

[9] Graff-Radford NR, Godersky JC. Normal-pressure hydrocephalus. Onset of gait abnormality before dementia predicts good surgical outcome. Arch Neurol 1986; 43: 940–942

[10] Kiefer M, Eymann R, Steudel WI. Outcome predictors for normal pressure hydrocephalus. Acta Neurochir Suppl (Wien) 2006; 96: 364–367

[11] Sand T, Bovim G, Grimse R, Myhr G, Helde G, Cappelen J. Idiopathic normal pressure hydrocephalus: the CSF tap-test may predict the clinical response to shunting. Acta Neurol Scand 1994; 89: 311–316

[12] Savolainen S, Hurskainen H, Paljärvi L, Alafuzoff I, Vapalahti M. Five-year outcome of normal pressure hydrocephalus with or without a shunt: predictive value of the clinical signs, neuropsychological evaluation and infusion test. Acta Neurochir (Wien) 2002; 144: 515–523, discussion 523

[13] Vassilouthis J. Poor prognosis/good outcome in patients with NPH. J Neurosurg 2006; 104: 986–988, author reply 986–988

[14] Delwel EJ, de Jong DA, Avezaat CJ. The prognostic value of clinical characteristics and parameters of cerebrospinal fluid hydrodynamics in shunting for idiopathic normal pressure hydrocephalus. Acta Neurochir (Wien) 2005; 147: 1037–1042, discussion 1042–1043

[15] Kiefer M, Meier U, Eymann R. Gravitational valves: relevant differences with different technical solutions to counteract hydrostatic pressure. Acta Neurochir Suppl (Wien) 2006; 96: 343–347

[16] Meier U, Lemcke J. Is it possible to optimize treatment of patients with idiopathic normal pressure hydrocephalus by implanting an adjustable Medos Hakim valve in combination with a Miethke shunt assistant? Acta Neurochir Suppl (Wien) 2006; 96: 381–385

[17] Ishikawa M, Hashimoto M, Kuwana N et al. Guidelines for management of idiopathic normal pressure hydrocephalus. Neurol Med Chir (Tokyo) 2008; 48 (Suppl): S1–S23

[18] Marmarou A, Bergsneider M, Relkin N, Klinge P, Black PM. Development of guidelines for idiopathic normal pressure hydrocephalus: introduction. Neurosurgery 2005; 57 (Suppl): S1–S3, discussion ii–v

[19] Walchenbach R, Geiger E, Thomeer RT, Vanneste JA. The value of temporary external lumbar CSF drainage in predicting the outcome of shunting on normal pressure hydrocephalus. J Neurol Neurosurg Psychiatry 2002; 72: 503–506

[20] Meier U, Lemcke J. Clinical outcome of patients with idiopathic normal pressure hydrocephalus three years after shunt implantation. Acta Neurochir Suppl (Wien) 2006; 96: 377–380

[21] Meier U, Lemcke J, Al-Zain F. Course of disease in patients with idiopathic normal pressure hydrocephalus (iNPH): a follow-up study 3, 4 and 5 years following shunt implantation. Acta Neurochir Suppl (Wien) 2008; 102: 125–127

[22] Black PM. Idiopathic normal pressure hydrocephalus. Results of shunting in 62 patients. J Neurosurg 1980; 52: 371–377

[23] Boon AJ, Tans JT, Delwel EJ et al. The Dutch normal pressure hydrocephalus study. How to select patients for shunting? An analysis of four diagnostic criteria. Surg Neurol 2000; 53: 201–207

[24] Dixon GR, Friedman JA, Luetmer PH et al. Use of cerebrospinal fluid flow rates measured by phase-contrast MR to predict outcome of ventriculoperitoneal shunting for idiopathic normal pressure hydrocephalus. Mayo Clin Proc 2002; 77: 509–514

[25] Kahlon B, Sundbärg G, Rehncrona S. Comparison between the lumbar infusion and CSF tap tests to predict outcome after shunt surgery in suspected normal pressure hydrocephalus. J Neurol Neurosurg Psychiatry 2002; 73: 721–726

[26] Kiefer M, Eymann R, Meier U. Five years experience with gravitational shunts in chronic hydrocephalus of adults. Acta Neurochir (Wien) 2002; 144: 755–767, discussion 767

[27] Krauss JK, Regel JP. The predictive value of ventricular CSF removal in normal pressure hydrocephalus. Neurol Res 1997; 19: 357–360

[28] Marmarou A, Young HF, Aygok GA et al. Diagnosis and management of idiopathic normal pressure hydrocephalus: a prospective study in 151 patients. J Neurosurg 2005; 102: 987–997

[29] McConnell KA, Zou KH, Chabrerie AV, Bailey NO, Black PM. Decreases in ventricular volume correlate with decreases in ventricular pressure in idiopathic normal pressure hydrocephalus patients who experienced clinical improvement after implantation with adjustable valve shunts. Neurosurgery 2004; 55: 582–592, discussion 592–593

[30] Mori K. Management of idiopathic normal pressure hydrocephalus: a multiinstitutional study conducted in Japan. J Neurosurg 2001; 95: 970–973

[31] Poca MA, Mataró M, Del Mar Matarín M, Arikan F, Junqué C, Sahuquillo J. Is the placement of shunts in patients with idiopathic normal pressure hydrocephalus worth the risk? Results of a study based on continuous monitoring of intracranial pressure. J Neurosurg 2004; 100: 855–866

[32] Zemack G, Romner B. Adjustable valves in normal pressure hydrocephalus: a retrospective study of 218 patients. Neurosurgery 2002; 51: 1392–1400, discussion 1400–1402

第 17 章
总结与未来展望
Summary and Future Perspectives

Michael J. Fritsch
曹 磊 译

医务人员教育

公众教育

生物标志物的价值

诊断工具和分流手术疗效的预测

分流管技术的发展

正常压力脑积水（NPH）发生于 65 岁及以上人群，其主要临床特点是脑室扩大（Evans 指数 ≥ 0.3）和 Hakim 三联征（行走不稳、痴呆、尿失禁）[1]。行走不稳是其主要的症状，也是治疗后首先改善的症状，而痴呆、尿失禁改善的可能性更小[2]。

可选择的诊断试验有腰穿脑脊液释放试验或腰大池引流试验（1~3 天）[3]。其他的试验还有鞘内灌注试验和颅内压监测。其治疗方法是脑室腹腔分流手术。脑脊液的分流是安全有效的，大约 75% 的患者可长期有效[2, 4]。

当患者处于疾病早期、少有合并症、分流阀门压力较低时，术后改善效果明显[5, 6]。现代分流管技术（包括可调压、抗虹吸、浸润包被式抗菌导管等）能够提高患者的获益 - 风险比。

一方面，NPH 的诊断仍不能完全明确，另一方面，工业化国家中老年人口（年龄超过 65 岁）正稳步增加。那么，NPH 的未来发展和要求是怎样的呢？

一、医务人员教育

医务人员教育是改善患者护理和推进基于科学知识进行诊疗的关键。本书也是这种努力的部分体现。

特发性 NPH 的诊断尚不明确，据估计约有 80% 的 NPH 患者仍不能明确诊断[7]。家庭医师、神经科医师及精神科医师在对 NPH 鉴别诊断并转诊给神经外科医师的过程中十分关键[8, 9]。因此，最重要的就是提高他们对该疾病的认识。

NPH 患者如果在疾病早期就进行分流手术，其治疗效果显著[2]。在患者发病 1 年内行手术治疗，其治疗效果最佳。这一发现强调家庭医师、神经科医师、精神科医师以及神经外科医师在 NPH 诊疗过程中的责任。

NPH 是一种慢性疾病，这意味着分流手术后患者并不能被"治愈"，他们症状将在一定的时间内（通常在 3~5 年内）再次恶化。因此，神经科医师、家庭医师在 NPH 患者长期管理的作用已经从简单的早期诊断，扩展到包括与其他脑室扩大性疾病（脑室扩大但无临床症状）或其他疾病（阿尔茨海默病、血管性痴呆、帕金森病、亨廷顿病、海绵状脑病、多系统萎缩症、皮质基底节萎缩）相鉴别，以及长期随访术后患者（尽可能多的根据患者的需要调节阀门）等，所有这些现在都变得越来越重要[10]。

由神经内科医师、神经外科医师、神经心理学家护士和社会工作者组成的 NPH 多学科会诊门诊，这一概念可满足今后不断增加的临床需求。

Harold O. Conn 发表的一项研究成果是一个能够很好说明该问题的例子[11]。Harold O. Conn 是耶鲁大学医学院的一名退休教员。有趣的是，作为文章的作者，他也患有 NPH。1992 年退休不久，他开始出现行走迟缓和步态笨拙，继而发展至尿失禁、短期记忆力减退、反应迟钝和思维灵敏度下降。他被一名神经科专家诊断为脑萎缩，而被另一名同事诊断为帕金森病。药物治疗对他均无效。

直到 2003 年，他才被正确诊断为 NPH。但那时，他已几乎无法行走，并申请使用电动滑板车。但这个申请被拒绝了，他被转诊给另一个神经科医生，并行 MRI 和腰穿释放脑脊液试验后确定了 NPH 诊断。1 周后，Conn 接受了脑室腹腔分流术，术后逐步恢复到正常健康状态。

因此，Conn 意识到很多医师对 NPH 缺乏认识，随后他进行一项调查研究。他采用问卷的方式调查了 166 名正在执业的医师对 NPH 的认识[11, 12]。这些受试者中，有 50 名毕业于美国医学院校，33 名毕业于国外医学院校。调查结果显示，近 1/3 的医师从来没有听说过 NPH，约 20% 的医师在医学院上学期间了解过 NPH，约 50% 的医师在毕业后才了解到 NPH。当然，我们必须考虑到，大约有一半的医师在 1965 年文献第一次报道 NPH 之前就已经从医学院毕业了。

二、公众教育

公众教育和医务人员教育一样重要。在工业化国家里，人们对某些疾病如高血压、糖尿病、卒中、癌症、阿尔茨海默病等已经有了很好的公众意识，同样的，我们也需要加强对公众关于 NPH 的健康教育。

腰背痛几乎每周都能见诸报端。同样，65 岁以上老年人群的行走障碍也需要人们的关注。"痴呆能够治愈吗？"是一个具有挑战性的口号，但它能够推动人们对 Hakim 三联征的认识。

这里的"公众"不仅指那些潜在的患者及其家属，也包括在敬老院工作的护工或在门诊或者住院接受治疗的老年人群。Conn 在他的著作中介绍了他个人关于 NPH 的诊断和治疗经验，他认为准确定义脑室扩大的标准是很困难的[12]。但更加困难的是如何提高医师对轻度或中度脑室扩大的诊断水平。正确的诊断可能提高人们对包括住院时间、侵袭性诊断操作甚至脑部手术等在内的医疗和社会经济学问题的认识。通过公众及医务人员的教育，可以引导轻度脑室扩大的患者得到专家充分和专业的评估。对于有症状的老年患者及其家属，如果他们想进行诊断评估，都应该让他们有机会充分了解该疾病并决定治疗方案，如是否手术适应证，是否行分流手术，手术具有哪些风险等等。Conn 指出，当他处于 NPH 终末阶段，且得不到有效的治疗时，他并没有觉得选择手术使他失去太多[12]。

三、生物标志物的价值

手术适应证的选择是治疗 NPH 所面临的挑战之一。在过去的 40 年里人们也研发了合适的诊断工具。迄今，相对于其他神经变性疾病和神经炎性疾病，人们忽略了寻找与 NPH 相关的生物标志物。生物标志物可用于指示一个临床症状的发病及进展程度。这样的话，他可能有助于指导更多的患者接受分流手术。当然，这可能需要与其他有创或无创的临床试验联合评价。

肿瘤坏死因子、tau 蛋白、乳酸、硫脂和三重神经丝蛋白是诊断慢性脑积水最有前途的脑脊液生物标志物。然而，到目前为止，这些生物标志物尚无法满足临床实践中常规使用标准。这也需要将来进行更多的研究[13]。

四、诊断工具和分流手术疗效的预测

不同的诊断学研究在 NPH 的诊断及对分流手术效果的预测方面会越来越受到重视。

一些研究结果显示特征性 MRI 表现结合腰穿脑脊液释放试验对 NPH 具有诊断价值，并对分流手术疗效具有良好的预测价值。NPH 患者特征性 MRI 表现包括额叶及顶叶蛛网膜下腔的变窄、胼胝体的向上弯曲及侧裂池的增宽[14]。尤其是 FLAIR 相中大脑凸面蛛网膜下腔的变窄与侧裂池增宽的"不匹配"具有很高的阳性预测价值。

利用单光子发射计算机断层显像扫描数据比较分流手术有效与无效的 NPH 患者其局部脑血流量在手术前后的变化，发现分流手术有效的患者其额叶底部和扣带回的脑血流量显著下降[15]。

五、分流管技术的发展

分流管技术的每一步发展都会影响 NPH 患者的治疗。目前主要研究热点有，阀门具有可调节性的同时还要保障患者的安全（MRI 安全阀门），阀门或元件具有减少或防止过度引流（和元件的可调节性），抗生素包被导管降低感染风险，以及研发新的压力遥测装置帮助医护人员获得患者在分流手术之前或之后的实时压力数据，以便进一步调压。

目前临床上使用的静压阀门主要有三种类型，即所谓的抗虹吸装置阀门、流量减少阀门和抗重力阀门。虽然脑积水患者在脑脊液每天分流达 16 小时（或更长时间）后仍可以以直立位活动或坐立和行走，但绝大多数患者植入的分流管只能简单调节几个压力或不能调节压力。这些分流系统只有在患者处于水平位时才能正常工作，这样患者在白天的日常活动中不会因为分流管的存在对脑室系统产生额外的非生理性压力。尽管在事实上大多数患者都受益于这些普通分流系统，且没有出现任何（严重）的并发症，但这就是导致人们为解决特殊情况而设计静水压阀门或者元件，最经常将其视为附加植入物的可能原因。由于分流手术是最成熟的神经外科手术之一，这导致如何更加符合生理性控制颅内压的任务常常被忽视。尽管如此，脑脊液过度引流可造成新生儿、儿童和成人不同程度的严重并发症。颅骨增厚是幼龄儿童因过度引流后导致严重的远期并发症，且治疗十分困难。NPH 患者分流后可能会出现硬脑膜下血肿，并导致患者的生活质量或者临床状态较术前下降。Boon 等[5]发现 NPH 患者使用中/低压和可调压分流管后出现硬脑膜下积液的比例分别为 53% 和 70%。这些事实说明静水压阀门的重要性。到现在为止，还没有出现过关于医用静水压阀门缺陷的报道。

因此，阀门的可调压性使得 NPH 的治疗有了更多的选择，尤其是针对一些疑难病例。很显然，可调压分流管对一个正在成长中的孩子具有非常重要的意义。不考虑不同调压原理之间的科学竞争问题，分流管是否可以调压以及调压的方式仍值得考虑。

参考文献

[1] Hakim S, Adams RD. The special clinical problem of symptomatic hydrocephalus with normal cerebrospinal fluid pressure. Observations on cerebrospinal fluid hydrodynamics. J Neurol Sci 1965; 2: 307–327

[2] McGirt MJ, Woodworth G, Coon AL, Thomas G, Williams MA, Rigamonti D. Diagnosis, treatment, and analysis of long-term outcomes in idiopathic normal-pressure hydrocephalus. Neurosurgery 2005; 57: 699–705, discussion 699–705

[3] Panagiotopoulos V, Konstantinou D, Kalogeropoulos A, Maraziotis T. The predictive value of external continuous lumbar drainage, with cerebrospinal fluid outflow controlled by medium pressure valve, in normal pressure hydrocephalus. Acta Neurochir (Wien) 2005; 147: 953–958, discussion 958

[4] Hebb AO, Cusimano MD. Idiopathic normal pressure hydrocephalus: a systematic review of diagnosis and outcome. Neurosurgery 2001; 49: 1166–1184, discussion 1184–1186

[5] Boon AJ, Tans JT, Delwel EJ et al. Dutch normal pressure hydrocephalus study: the role of cerebrovascular disease. J Neurosurg 1999; 90: 221–226

[6] Meier U, Kiefer M, Lemcke J. On the optimal opening pressure of hydrostatic valves in cases of idiopathic normal pressure hydrocephalus: a prospective randomized study with 122 patients. Neurosurg Q 2005; 15: 103–109

[7] Kiefer M, Unterberg A. The differential diagnosis and treatment of normal pressure hydrocephalus. Dtsch Arztebl Int 2012; 109: 15–25, quiz 26

[8] Bech-Azeddine R, Waldemar G, Knudsen GM et al. Idiopathic normal pressure hydrocephalus: evaluation and findings in a multidisciplinary memory clinic. Eur J Neurol 2001; 8: 601–611

[9] Tisell M, Höglund M, Wikkelsø C. National and regional incidence of surgery for adult hydrocephalus in Sweden. Acta Neurol Scand 2005; 112: 72–75

[10] Wilson RK, Williams MA. The role of the neurologist in the longitudinal management of normal pressure hydrocephalus. Neurologist 2010; 16: 238–248

[11] Conn HO. Normal pressure hydrocephalus: a case report by a physician who is the patient. Clin Med 2007; 7: 296–299

[12] Conn HO, Lobo FM. What do physicians know about normal pressure hydrocephalus and when did they know it? A survey of 284 physicians. Yale J Biol Med 2008; 81: 19–29

[13] Tarnaris A, Watkins LD, Kitchen ND. Biomarkers in chronic adult hydrocephalus. Cerebrospinal Fluid Res 2006; 3: 11

[14] Lee WJ, Wang SJ, Hsu LC, Lirng JF, Wu CH, Fuh JL. Brain MRI as a predictor of CSF tap test response in patients with idiopathic normal pressure hydrocephalus. J Neurol 2010; 257: 1675–1681

[15] Murakami M, Hirata Y, Kuratsu JI. Predictive assessment of shunt effectiveness in patients with idiopathic normal pressure hydrocephalus by determining regional cerebral blood flow on 3D stereotactic surface projections. Acta Neurochir (Wien) 2007; 149: 991–997